CONSCIENCE, *Amour* et **Guérison**

Québec, Québec, Canada, 2016
Dépôt légal : Bibliothèque nationale du Québec
Dépôt légal : Bibliothèque nationale du Canada
ISBN : 978-2-923364-73-5

Les Éditions ATMA Internationales
8400, Boul. Henri-Bourassa, Bur. 200, Québec, (Québec) Canada, G1G 4E2
Téléphone : 418-990-0808
Courriel : info@atma.ca
www.atma.ca

INFOGRAPHIE:	Josée Boucher	Tél.: 418-831-3790	info@joseeboucher.com
RÉVISION LINGUISTIQUE:	François Mireault		
RÉVISION LINGUISTIQUE:	Marianne Josset-Labarbarie	Tél.: +33 6 19 51 04 94	mariannejosset@free.fr www.mariannejosset.com

Voir la liste de nos éditeurs et distributeurs dans le monde à la toute fin de ce livre

L'Éditeur bénéficie du soutien de la Société de développement des entreprises culturelles du Québec (SODEC) pour son programme d'édition.

Gouvernement du Québec – Programme de crédit d'impôt pour l'édition de livres – www.sodec.gouv.qc.ca

Nous reconnaissons aussi le soutien financier du gouvernement du Canada par l'entremise du Fond du Livre du Canada (FLC) pour nos activités d'édition.

Catalogage avant publication de Bibliothèque et Archives nationales du Québec et Bibliothèque et Archives Canada

Martel, Jacques, 1950-

Conscience, amour et guérison

ISBN 978-2-923364-73-5 (vol. 1)

1. Conscience. 2. Amour. 3. Guérison. I. Titre.

BF311.M37 2016 153 C2016-940920-1

JACQUES MARTEL

CONSCIENCE, *Amour* et **Guérison**

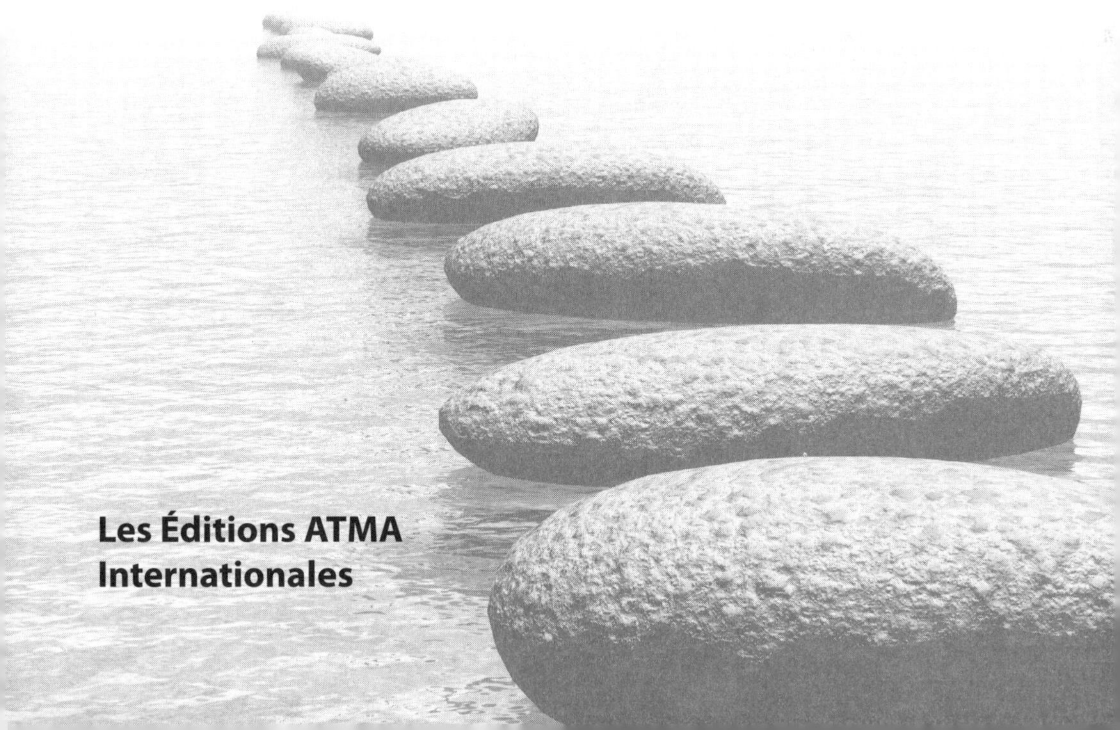

Les Éditions ATMA Internationales

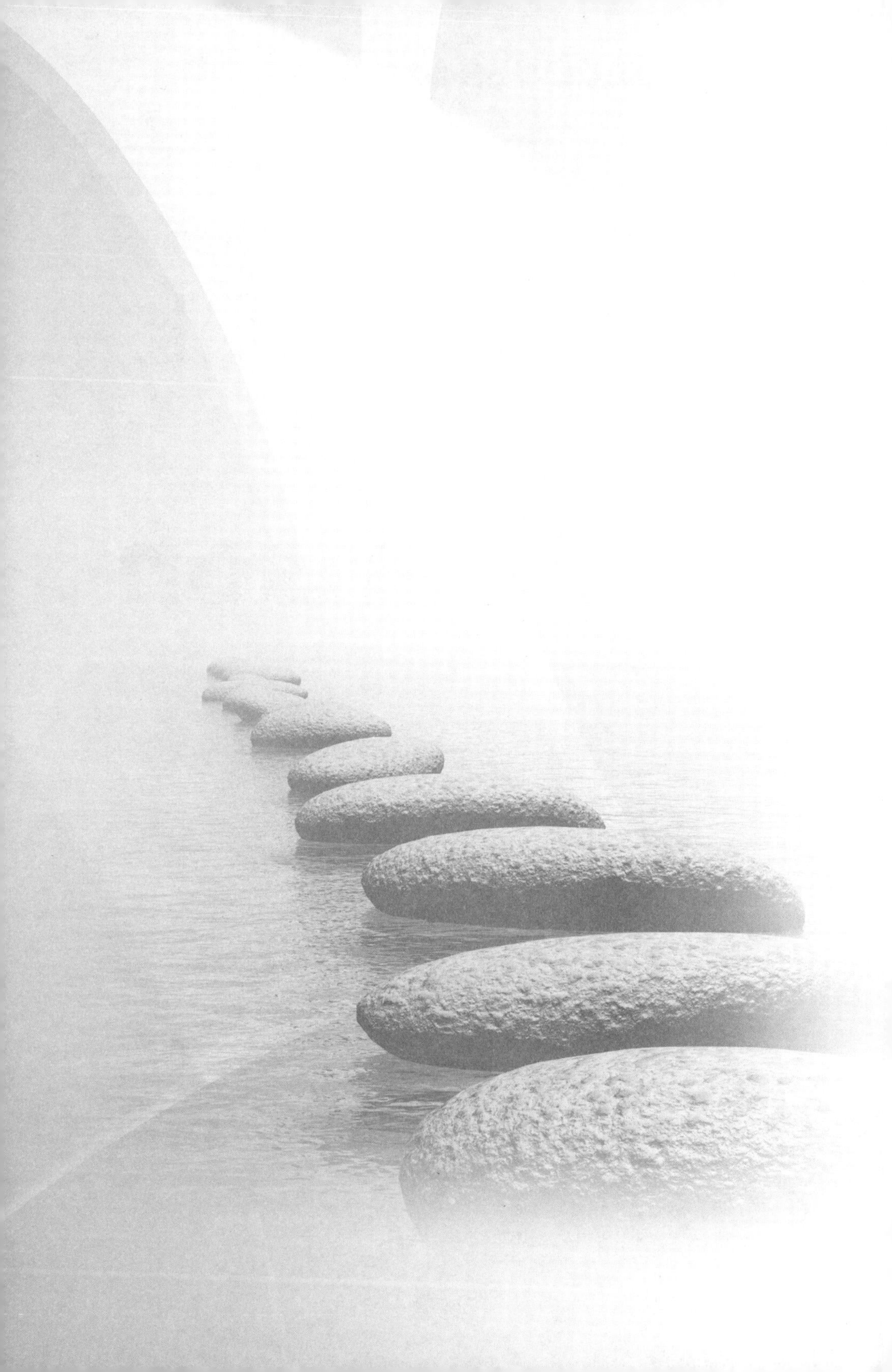

SOMMAIRE

↓♥ Ce symbole que l'on retrouve dans le texte après le mot « accepter » représente l'énergie associée à une image mentale ou à une émotion liée à une situation que je fais passer de ma tête vers mon **cœur♥**, qui mène alors à une guérison dans l'**amour** ou au renforcement d'une attitude positive.

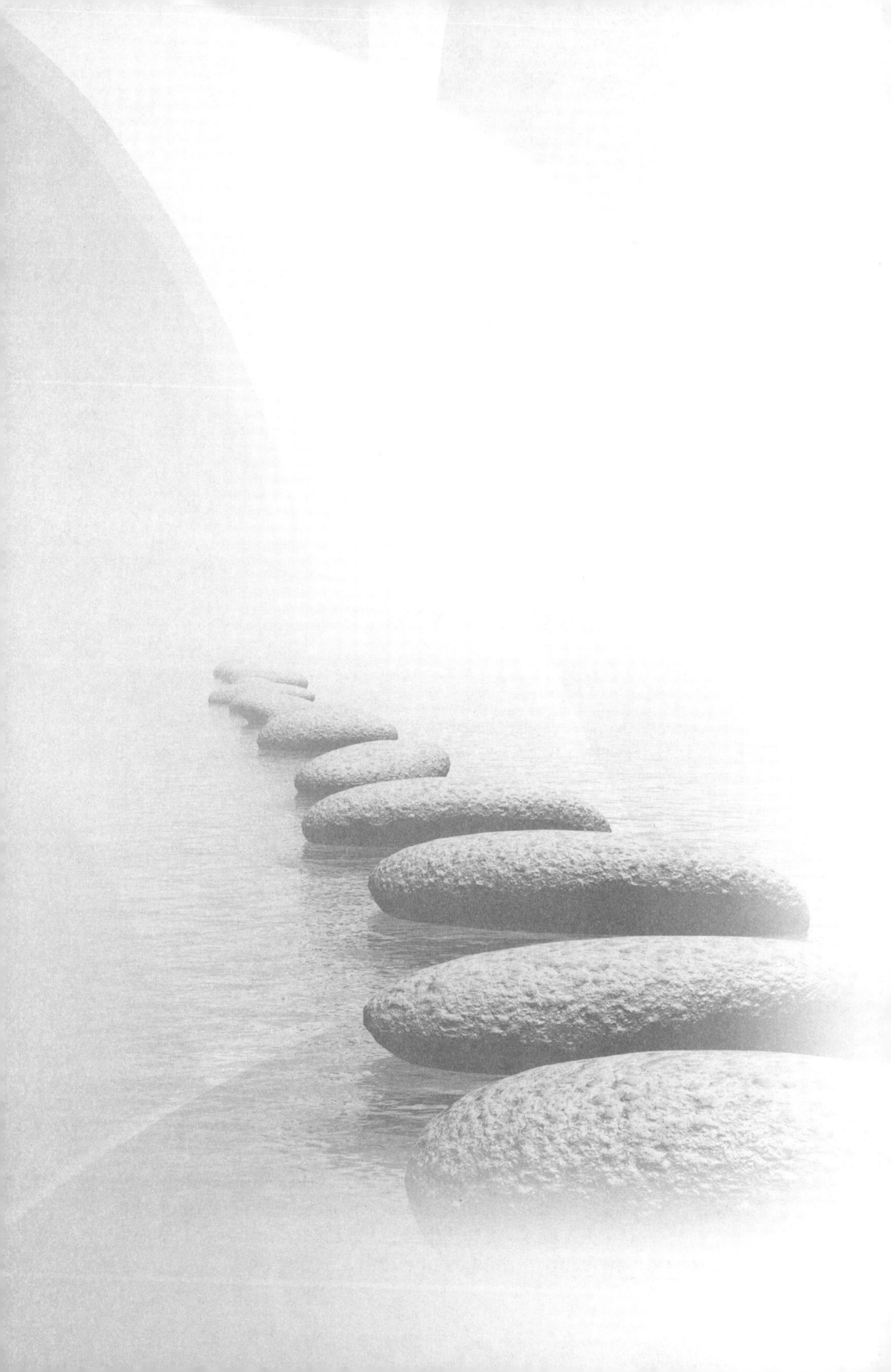

Ce livre est dédié à mon père spirituel Peddar Zask
« La vérité est une, mais la façon de la percevoir peut changer »

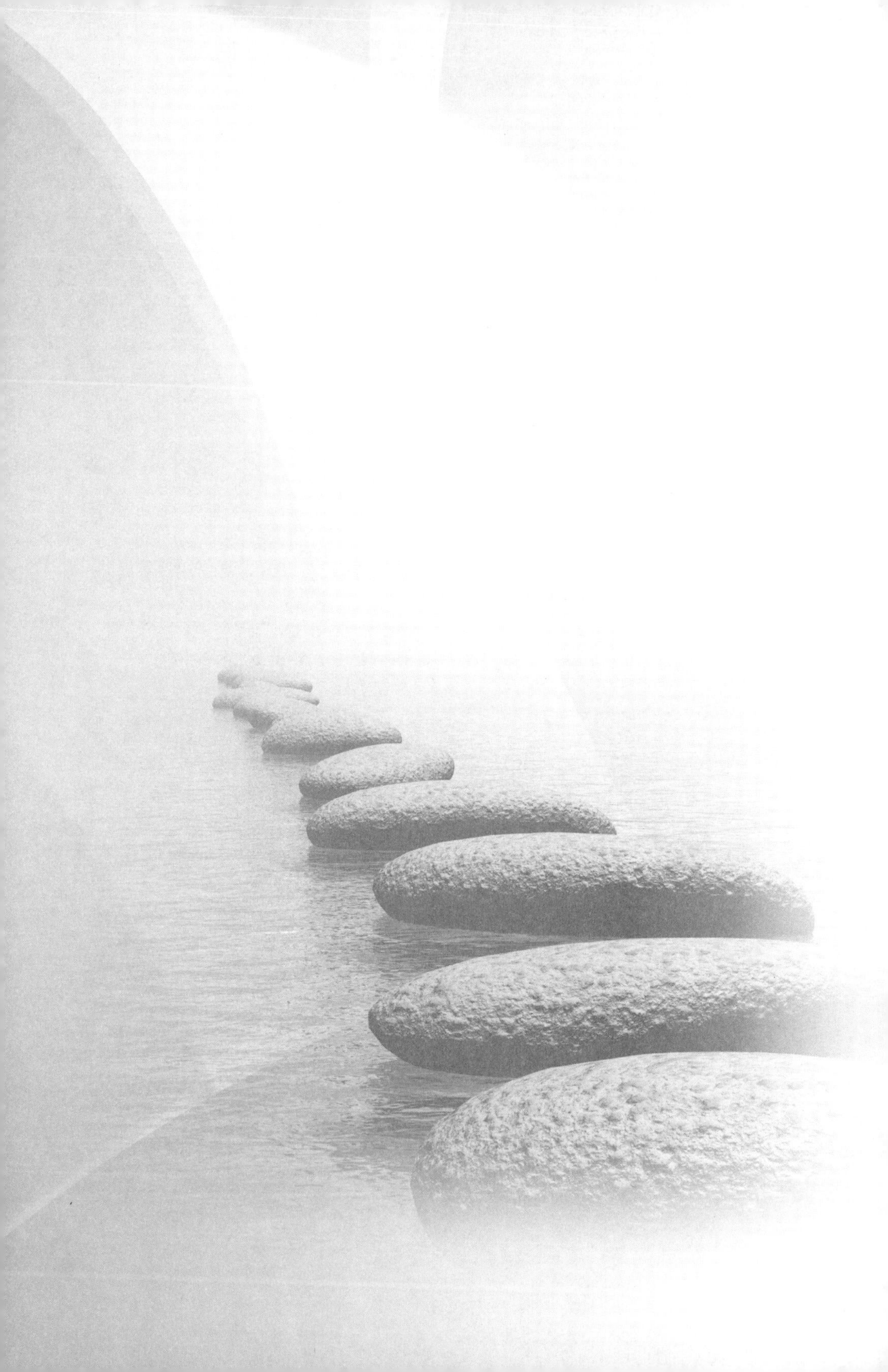

Préface

Il m'est arrivé de lire des livres reliés au domaine du développement personnel qui auraient pu être très intéressants, mais que je trouvais trop compliqués à lire et à comprendre. Mon réflexe a été de les refermer sans les avoir lus en entier.

Car c'est un art que de pouvoir prendre un sujet qui au départ peut paraître complexe et de le ramener dans des mots simples que le public en général peut comprendre et auquel il peut s'identifier, et ensuite l'appliquer dans la vie de tous les jours. Cet art, Jacques Martel le possède! Dans ses 2 livres ***Conscience, Amour et Guérison*** (tomes 1 et 2), il sait partager des principes fondamentaux qui sont la pierre angulaire qui me permettra de vivre en **conscience** et de reprendre le contrôle de ma vie.

À l'intérieur de ces textes, Jacques va me permettre, moi en tant que lecteur, de prendre davantage **conscience** que tout ce qui existe dans mon monde physique (corps et événements extérieurs) est en relation étroite avec ma vie intérieure (émotions, intuition).

Que la guérison tant physique qu'émotionnelle ou spirituelle passe nécessairement par le transfert d'une compréhension intellectuelle (dans ma tête) à une compréhension du cœur♥.

Qu'il est nécessaire de basculer d'un état de culpabilité à un état de responsabilité afin de vivre la vraie liberté dans mon quotidien.

Que toute expérience, qu'elle soit vécue de façon négative ou positive, entraîne une prise de **conscience** pour m'aider à briser les schémas qui se répètent dans ma vie.

Qu'il existe des outils simples que je peux utiliser pour faire diminuer mon niveau de stress. Ce faisant, je diminuerai les risques d'être malade.

Moi, Lucie, je vous souhaite que les enseignements que Jacques transmet dans ses 2 livres soient pour vous des clés vers l'ouverture du cœur♥ et la guérison émotionnelle, tout comme ils l'ont été pour moi!

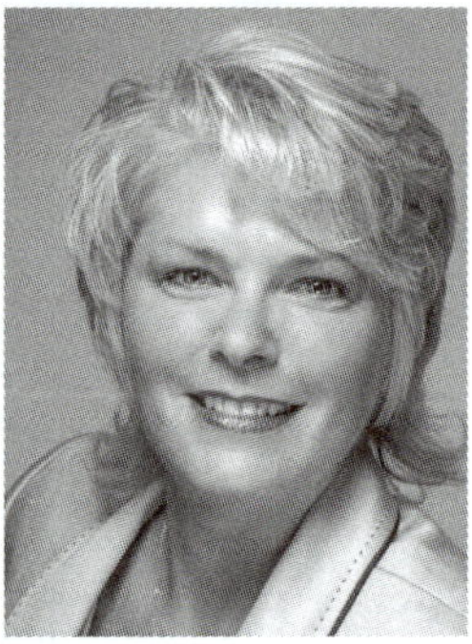

Lucie Bernier
Auteure, conférencière et psychothérapeute
Nouveau Brunswick, Canada

Prologue

Chaque chapitre qui suit est le récit d'une des cinq conférences qui ont été données en France et au Luxembourg. Chacun s'adresse au public en général. Ainsi, il me permet, si je suis quelqu'un qui commence un cheminement personnel, de lire un discours simple et de me familiariser avec des principes spirituels ou de croissance personnelle à mettre en pratique dans la vie de tous les jours.

Chaque conférence constitue un ensemble pour des prises de **conscience**. Il se peut que dans des conférences, des exemples reviennent : j'ai voulu les laisser, car à ce moment-là, ils ne s'adressaient pas au même public. De plus, étant donné que ces exemples font partie de conférences différentes, c'est un peu comme si je parlais de la même voiture, mais que je la voyais par l'avant, par l'arrière, par le dessus, mais c'est toujours la même voiture. Alors si l'exemple est le même dans deux conférences, le point de vue avec lequel j'en prendrai connaissance pourra varier.

Parmi les conférences que je retrouve dans les tomes I et II, celle sur « ***Bien vivre sa sexualité*** », que j'ai dans le présent tome, a été la plus populaire. Elle explique des choses simples qui nous concernent tous. En effet, si nous sommes plus de sept milliards d'êtres humains sur la planète Terre, il a bien fallu qu'il se passe quelque chose entre deux personnes. Cependant, comment cela a été vécu peut être très varié.

Pour ce qui est de la conférence « ***La maladie, un message d'Amour à comprendre*** », lors de la sortie de la deuxième édition du livre Le grand dictionnaire des malaises et des maladies, nous donnions régulièrement cette conférence à l'achat du Dictionnaire puisqu'elle est un complément à celui-ci.

Je veux parler, ici, du livre *Les 5 ÉTAPES pour Parvenir à la GUÉRISON* dans lequel je mentionne ces étapes :

1. La connaissance

2. L'ouverture

3. Le lâcher-prise

4. L'acceptation↓♥

5. L'action

Ce livre contribue certainement aux deux premières étapes qui par la suite ouvrent la voie au lâcher-prise, à l'acceptation↓♥, puis à l'action.

Il est important dans ma vie que je revienne constamment aux principes de base qui m'aident à rester dans l'ouverture. Ainsi, je suis davantage conscient que je suis un être responsable à 100% et même si ça ne me plaît pas d'entendre cela, il faudra bien que je m'y fasse parce que c'est une clé pour la guérison. Car si je me suis fait arriver une maladie, cela implique que j'ai le pouvoir de ramener les choses pour accéder à la guérison. Bien sûr, il se peut que j'aie besoin d'aide, médicale ou autre, mais c'est mon ouverture et ma détermination qui contribueront à me ramener à l'état de santé optimal.

C'est pourquoi, si je suis une personne qui a déjà un cheminement éclairé en matière de croissance personnelle, ce sera toujours bénéfique de me rappeler ces principes dans le tumulte de la vie trépidante pour ainsi garder en mémoire les valeurs qui sont miennes.

Bonne lecture!

L'Amour déguisé vs l'Amour vrai

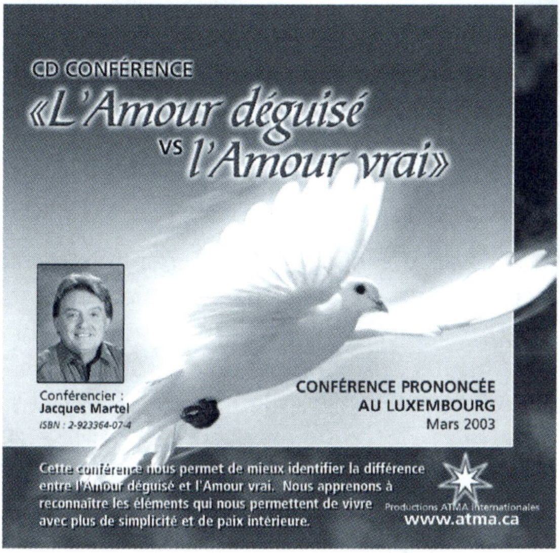

PRÉSENTATION :

Cette conférence me permet de mieux identifier la différence entre l'**Amour** déguisé et l'**Amour** vrai. J'apprends à reconnaître les éléments qui me permettent de vivre avec plus de simplicité et de paix intérieure.

Par des moyens simples expliqués dans la conférence, j'apprends à développer davantage cet état de bien-être qui me permet d'accéder à tout l'**amour** qui m'entoure dans tous les événements de la vie quotidienne.

Luxembourg, mars 2003

Bonjour, mon nom est Jacques Martel et je viens du Québec. Pour la conférence aujourd'hui, ***l'Amour vrai, l'Amour déguisé***, je vais parler lentement, parce que plus je parle lentement, plus je parle au niveau du cœur♥ et c'est comme ça pour chacun d'entre nous. Et c'est ici, au niveau du cœur♥, que les changements se font. J'ai une formation comme ingénieur électricien : vous voyez que l'électricité mène à tout, et ce qui m'a amené principalement dans le domaine de la croissance personnelle et dans le domaine des malaises et des maladies, c'est simplement que **j'avais à trouver des réponses pour moi-même**, parce que je vivais du rejet, de l'abandon, j'étais en réaction contre l'autorité... une foule de choses comme ça, sans savoir trop au juste quoi faire ou comment changer cet état de choses. Alors j'ai travaillé entre autres pendant plus de dix ans en vitaminothérapie, c'est-à-dire en approche orthomoléculaire[1] : suggérer les vitamines, minéraux et autres substances pour aider à conserver l'équilibre mental et émotionnel.

Je me basais à ce moment-là sur les travaux des psychiatres canadiens, américains, des chercheurs, chimistes et biochimistes qui travaillaient dans ce domaine, toujours dans le but de m'aider moi-même d'abord. J'ai envie de dire d'abord et avant tout. C'est bien beau, de vouloir sauver les autres ou d'aider les autres, mais **la personne que je dois aider d'abord, c'est moi-même**. Si j'oublie cela, je suis comme un aveugle qui marche et qui, rempli de bonnes intentions, risque de tomber dans un trou qu'il n'a pas vu devant lui. D'abord, je tiens à vous dire que je suis très content d'être au Luxembourg, parce que j'avais ce désir depuis quelques années et il s'est réalisé à 12 h 30 aujourd'hui! C'est donc mon premier voyage en cette terre... Si je suis dans le domaine de la croissance personnelle, c'est que de 1978 à 1988, j'ai travaillé en vitaminothérapie et en 1988, j'ai connu les ateliers de croissance personnelle. Pour moi, ça a été tout à fait une révélation, parce qu'enfin, j'avais trouvé un moyen de changer mes émotions, de modifier le fait que j'étais en réaction contre l'autorité, de guérir davantage mes blessures liées à l'abandon, à la soumission, à l'agressivité, à une foule de choses que je pouvais vivre.

C'est bien beau, de savoir que je peux être en réaction contre l'autorité, encore faut-il savoir comment changer cela. C'est comme quelqu'un qui

---

1 **Orthomoléculaire** : soigner les gens grâce aux substances naturelles de l'organisme sans utiliser des molécules visant un effet thérapeutique inventées par l'homme, constitue la médecine orthomoléculaire. C'est Linus Pauling qui, en 1968, a inventé cet adjectif qui signifie « molécule correcte », c'est-à-dire que cette dernière est naturelle et donc correcte au niveau biologique pour le corps humain. (Wikipedia)

est alcoolique : il sait que ce n'est pas bien pour lui, il sait qu'il est en train de perdre son travail, ça ruine sa famille... « *oui, oui, oui, je vais arrêter de boire* », mais il prend son verre d'alcool quand même. Dans les exemples que je vais donner ici, parce que je viens de parler de l'alcoolisme, je ne porte pas de jugement sur qui que ce soit ou sur quoi que ce soit, parce que pour moi, tout ce que l'on vit est expérience. Alors si je prends à l'occasion un exemple comme celui-là, c'est simplement pour donner un exemple. Sachez bien que si quelqu'un me dit : « *Jacques, je vais te dire quelque chose, ça va te faire dresser les cheveux sur la tête.* » Je peux vous dire que personne n'y est arrivé encore, parce que pour moi, tout est expérience.

Ça ne veut pas dire que personnellement, j'approuve tout ce qui se passe, ça veut dire simplement que je n'ai pas – quand je dis « je », je veux dire chacun d'entre nous –, que je n'ai pas à porter de jugement sur ce qui se passe. Je dois rester ouvert, il y a des lois morales, spirituelles, des lois civiles qu'on doit respecter, mais au-delà de cela, tout ce que je fais, comme individu, je le fais au mieux de ma connaissance. J'ai une bonne nouvelle pour vous aussi, c'est que tous, tout le monde ici, tout le monde y compris moi-même, bien sûr, tout le monde, malgré mes peines, mes tristesses, ma méconnaissance de certains sujets, malgré mon désarroi, malgré ma colère, malgré ma frustration, pour tout le monde, pour chaque instant de notre vie, je peux dire que **j'ai fait mon possible** et s'il y a le moindre sentiment de culpabilité, alors je le mets à la poubelle. C'est en fait parce que ça ne donne absolument rien, mais rien, mais absolument rien de se sentir coupable. J'ai bien dit de se sentir coupable, parce que souvent je ne suis pas coupable, mais je me sens coupable. Parce qu'être coupable, c'est nier la responsabilité que j'ai en ce qui concerne un événement, et être responsable ne veut pas dire que je suis coupable. Voilà la différence : être responsable me permet de prendre **conscience** d'une situation que je viens de vivre. Si je prends **conscience** que j'aurais dû « vivre ou faire autrement ou dire les choses autrement », parfait, la fois suivante, j'agis autrement, c'est tout.

Je viens d'apprendre quelque chose et je dis **Merci** à la vie pour ce que je viens d'apprendre, c'est tout! Et j'arrête de me mettre des poids, des boulets aux pieds, j'arrête de me mettre des fardeaux sur les épaules qui n'ont rien à faire là. Souvent, ce ne sont pas les gens qui sont sévères envers moi, c'est moi qui le suis envers moi, je le suis beaucoup envers moi-même. Parfois, je n'ai pas besoin de me faire critiquer, parce que je me critique beaucoup moi-même, je le fais tout seul et je le fais très bien. Mais en fin de compte, ça donne quoi? Bon, mais c'est la vie, c'est la vie tout simplement. J'ai à vivre ici et si chacun d'entre nous se retrouvait à sa naissance dans une tour d'ivoire, surprotégé, ce ne serait pas nous rendre service, car je suis ici pour apprendre. Et même quand je suis malade, j'ai quelque chose à apprendre. Il y a quelque chose dont – je dois prendre **conscience**. Alors dans ma vie – quand je dis ma vie, je veux dire celle de chacun d'entre nous –, dans ma vie, je vais de prise de **conscience** en prise de **conscience** en prise de **conscience** en prise de **conscience**, et ainsi de suite...

C'est là le but de ma vie :
devenir conscient de qui je suis.

Afin d'accéder à cette dimension intérieure que je suis, que j'appelle, moi, l'**Âme**, appelons-la **conscience** ou par le mot qu'on veut bien lui donner, en tant qu'**Âme**, je peux tout. Je dis **Âme**, Â-M-E :

En tant qu'Âme, je peux tout,
je sais tout et je suis partout.
Sauf que je ne le sais pas encore
tout à fait,
il me reste à le découvrir.

Lorsque je me dis que je suis fait à l'image de Dieu et que je me regarde le matin dans le miroir, ce n'est pas évident. En fait, c'est autre chose : la vie me montre ici que tous les événements de ma vie doivent m'apprendre qui je suis, qui je suis en tant que potentiel d'**amour** que je suis moi-même. Quand je dis moi-même, on comprend que je ne dis pas

Jacques Martel, je dis chacun d'entre nous. C'est la prise de **conscience** que j'ai à faire : maintenant, qu'est-ce que je fais avec les événements de ma vie?

C'est en restant ouvert au message qui m'est envoyé, en quoi cela me parle ou en quoi ce message me donne une information sur moi-même, voilà ce dont j'ai à prendre **conscience**.

Je n'ai pas de pouvoir sur les autres,
j'en ai seulement sur moi.

Alors si je veux changer les autres, j'ai envie de dire : il y a quelque chose à réajuster. Parce que j'ai à me changer moi-même : me changer moi-même ne veut pas dire que dans ce que je suis, dans ce que je vis, je ne suis pas correct. Ça peut vouloir dire changer mon point de vue au sujet de la vie, ça peut vouloir dire aussi, dans une attitude d'affirmation, que je dois prendre ma place, la place qui me revient dans la vie.

Lorsqu'une situation
ne me convient plus,
j'ai à faire un choix,
mais un choix en toute objectivité,
et c'est cela, l'amour,
l'amour que j'ai pour moi en premier :
si je ne l'ai pas pour moi,
je ne peux pas l'avoir pour les autres.

Ceux qui parmi nous ont des enfants et qui sont prêts à tout faire pour leurs enfants parce qu'ils les aiment, qui sont prêts à s'oublier parce qu'ils les aiment... ce dont il faut bien prendre **conscience**, c'est que je ne peux pas aimer, même mes enfants, avec plus d'**amour** que j'en ai pour moi. Alors souvent, c'est un motif d'encouragement que je donne à des gens qui ont des enfants : vous voulez les aimer davantage, vos enfants, vous voulez faire encore plus pour eux? Vous voulez qu'ils soient encore plus heureux? Alors travaillez sur vous, c'est la meilleure chose à faire, c'est le meilleur investissement que je puisse faire en tant que parent : travailler sur moi.

Je projette, quand ce n'est pas sur mon ou ma partenaire de vie, sur mes enfants, mes propres désirs, mes propres blessures, mes propres conflits, et c'est comme si je voulais régler mes conflits inconsciemment en les réglant à travers mes enfants, mais moi, en tant que personne, je ne les règle pas. Attention : ceux qui dans ce qu'ils entendent actuellement se culpabilisent, c'est une prise de **conscience** que je fais ici, je n'ai pas à me culpabiliser, j'ai juste à prendre **conscience** ici comment ça fonctionne, c'est tout, c'est tout! Je suis ici pour prendre **conscience** du fonctionnement de mes blessures, de mon ego et du mécanisme qui se met en route. C'est peut-être mieux de réajuster mon point de vue, je veux dire pour être plus efficace, plus efficace en matière d'**amour**, plus efficace en matière de ce que je veux dans ma vie.

J'ai beau dire que le thème de la conférence, c'est l'Amour déguisé et l'Amour vrai, des fois on dit : « *Oh, je suis peut-être trop bon ou bonne, mais j'aime mon ou ma partenaire* », mais dans les cas de séparation, je trouve cela assez drôle, parfois, pour ne pas dire dramatique, j'aime mieux dire que c'est drôle. En fait, l'homme, par exemple, est prêt à tout laisser à sa femme, la maison, son argent, pour se retrouver dans une petite pièce, dans une chambre, pourvu qu'elle ne manque de rien. Parfois, je hausse le ton quand quelqu'un me dit cela, je réponds :

*Quand il y a une séparation,
il faut que cela se fasse de façon juste.*

Si je ne m'aime pas suffisamment, quand bien même je donnerais tout ce que j'ai à quelqu'un d'autre sous prétexte que je l'aime encore et que je veux pour cette personne ce qu'il y a de mieux, qu'elle ne soit pas dans la misère, c'est moi qui vais me retrouver dans la misère. Ça va venir me chercher.

Il y a des gens qui seraient prêts à donner des millions pour que l'autre ne les critique pas, mais je vais me faire critiquer quand même, parce que je ne me respecte pas. Si je me respecte quand je fais les choses avec **amour**, il arrive pour moi ce qu'il y a de mieux et, chose étonnante, même si l'autre personne peut se plaindre, critiquer, maugréer, tempêter, peu importe comment le dire, il va arriver ce qu'il y a de mieux pour l'autre personne aussi. Mon but n'est pas de créer des difficultés pour l'autre personne, mon but n'est pas de chercher misère à l'autre, mais si je me respecte, la vie va s'arranger pour l'autre personne, qu'il s'agisse de mon ou ma partenaire de vie ou de nos enfants... si ce sont des décisions qu'on a à prendre. Si, par exemple, je suis chef d'entreprise et je dois licencier quelqu'un, je le fais dans le respect et dans l'**amour**, toujours en espérant qu'il va arriver ce qu'il y a de mieux à l'autre personne. Même si, dans la **conscience** humaine, j'aurais voulu autre chose. Je – quand je dis « je », je veux dire chacun d'entre nous – je décide qu'il va arriver ce qu'il y a de mieux. Lorsque je décide cela, même si ce n'est pas évident, je suis branché sur ce qu'il y a de mieux dans la vie.

En fait, ici il y a une loi spirituelle et quand je dis spirituelle, qu'on s'entende bien, pour moi, tout est spirituel. La loi de la gravité, c'est spirituel; les lois qui régissent l'électricité, c'est spirituel; ce qui est religieux ne me regarde pas personnellement ou cela vous regarde, je n'entre pas dans ce sujet. Une des lois qui est importante, que je veux mentionner au sujet de cela, c'est que :

Je deviens ce sur quoi je porte mon attention.

Alors si je veux être vrai envers mon ou ma partenaire de vie, c'est important, c'est une des lois fondamentales. C'est inscrit alors ***Le***

5 Étapes pour Parvenir à la GUÉRISON : je deviens ce sur quoi je porte mon attention, c'est primordial.

Qu'est-ce qui arrive? Qu'est-ce qui arrive si je porte mon attention sur la guerre? J'entre en guerre contre ceux qui font la guerre, je joue le même jeu. Alors, travailler contre la guerre, c'est négatif. Travailler pour la paix, c'est positif. Guérir une maladie, c'est négatif, parce que mon attention est sur la maladie. Manifester plus de santé, c'est positif. Alors je ne travaille pas avec les mêmes énergies, c'est pour cela que c'est important. Ça dépend de ce que je veux dans ma vie. Quand quelqu'un vient me voir pour une consultation individuelle et qu'il a des difficultés dans son couple, par exemple, souvent la première question que je pose est la suivante que je posais à une dame, entre autres : « Est-ce que tu l'aimes, ton mari? » Elle a dit oui. Alors d'accord, je vais travailler et l'aider dans ce sens. Mais si elle m'avait dit non, c'est bien aussi, j'aurais travaillé pour que la séparation se fasse dans le plus d'harmonie possible.

Qu'est-ce que je veux dans ma vie? <u>Qu'est-ce que je veux et qu'est-ce que je suis prêt à faire pour obtenir cela?</u> Ah! je veux beaucoup de choses, mais ce que je suis prêt à faire, c'est autre chose : je suis prêt à faire beaucoup de choses, sauf que je me retrouve avec 56 conditions! Ce sont souvent des conditions que je pose en ce qui concerne l'**amour**. En fait, c'est tant mieux si ça fonctionne, avec mes 56 conditions, je me le souhaite, mais s'il y a un délai de quelques années, de quelques dizaines d'années ou de quelques vies, pour obtenir ce que je souhaite, je ne dois pas être surpris. Plus je pose de conditions, plus cela risque de prendre du temps, pour qu'arrive ce que je veux dans la vie, qui est le meilleur pour mon évolution. Cependant, il faut user de discernement. Chacun d'entre nous, ici, peut retenir ceci et si c'est entré ici dans le cœur♥ une fois pour toutes, ça change ma vie : **je deviens ce sur quoi je porte mon attention**, donc chaque fois que je porte mon attention sur quelque chose de négatif, même si j'ai l'impression d'avoir cent fois raison et que c'est justifié, mon attention concerne quelque chose de négatif, alors qu'est-ce qui se passe? **Je deviens ce sur quoi je porte mon attention, donc je véhicule ces énergies négatives aussi.** C'est une loi spirituelle au sens large du terme, elle n'est ni bonne ni mauvaise, c'est une loi. Ça dépend de ce que j'en fais.

Tout dans la vie est une question d'attitude.

Souvent, ce n'est pas ce que je fais ou ce que je ne fais pas qui va déterminer ce qui va m'arriver, mais c'est l'attitude que j'ai, ainsi que l'attention que j'ai. Sur quoi je porte mon attention. Si je décide de voir l'autre comme quelqu'un qui me veut du mal, je vais trouver tous les éléments qu'il faut pour cela. Une chose assez particulière en ce qui me concerne personnellement, est que parfois, les gens ont de la difficulté à me comprendre, à me cerner… C'est comme si on voulait me mettre une étiquette, mais ça ne colle pas. On n'y arrive pas et moi non plus, je n'y arrive pas, c'est ça. Si les gens veulent me voir dans certains cas comme un profiteur de ceci ou de cela parce que oui, il peut y avoir cela, cela et cela, alors c'est vrai, ils pourront dire, il est comme ça. Si on veut me voir comme quelqu'un qui aide beaucoup les gens, ah! bien oui, c'est vrai, il y a ça, ça, oui, c'est vrai, il y a ça... Alors, voyez-vous, les gens décident de ce qu'ils veulent voir. Dans mon cas, c'est encore plus flagrant, mais bon.

J'ai remarqué cela, ça va, et moi, ça me permet de voir des choses quand quelqu'un me dit : « *Tu es merveilleux, tu es fantastique, on voit que tu as beaucoup d'**amour**...* » Moi, ça me dit avec qui je peux travailler. Parce que :

Je ne peux pas voir chez les autres quelque chose que je n'ai pas en moi.

Alors, s'il est très facile pour moi de voir que quelqu'un est profiteur, j'ai de grandes questions à me poser sur moi-même…

En fait, parfois, quand en tant que thérapeute je veux remettre quelqu'un à sa place, « *Oui, tu es comme ci, tu es comme ça* », me dit la personne, que ce soit à propos de moi ou de quelqu'un d'autre, je lui dis alors : « *Comment fais-tu, toi, pour voir cela aussi facilement chez les autres?* » La personne fait : « *Euh... oui, euh... voilà, c'est ça.* » Je ne porte pas de jugement ici, je ne fais qu'expliquer ce qui se passe, j'explique ce qui se passe pour que je – quand je dis « je », c'est chacun d'entre nous –, pour que je prenne **conscience** du mécanisme, pour que je puisse me réajuster.

Si je vois tout le monde comme étant des profiteurs, j'ai à aller voir pourquoi je vois les gens comme cela. C'est humain et si c'est comme ça, c'est peut-être parce que lorsque j'ai été jeune, entre 0 et 12 ans, il s'est passé une situation dans ma vie où j'ai été affecté, où j'ai subi une blessure. J'ai peut-être eu l'impression qu'on profitait de moi ou j'ai eu l'impression, par exemple, que mon père profitait de ma mère, et ainsi de suite. Ça a créé une blessure, et c'est en fonction de cette blessure que je regarde les gens.

Tous les conflits que j'ai, la plupart du temps, les conflits que j'ai enregistrés comme étant des blessures émotionnelles proviennent de problèmes d'interprétation d'un manque d'**amour**. Évidemment, si ma mère me critiquait quand j'étais tout jeune, j'ai choisi de comprendre que si ma mère me critique, c'est parce qu'elle ne m'aime pas. Alors, ça entraîne quoi, dans ma vie? Ça entraîne quelque chose d'excessivement important, qui est la chose suivante :

Je deviens ou j'attire
ce que je n'ai pas accepté↓♥
entre 0 et 12 ans.

En fait, si j'ai eu une mère qui me critiquait constamment, quand je vais me retrouver en couple, je vais me retrouver à critiquer ma partenaire de vie **comme ma mère** ou je vais attirer une partenaire qui va critiquer **comme ma mère** le faisait. **Je deviens ou j'attire ce que je n'ai pas accepté↓♥ entre 0 et 12 ans**. Et ce n'est pas pour me punir que cela arrive, c'est simplement que j'ai interprété quand j'étais jeune qu'il y avait un manque d'**amour**, et que la vie me le rapporte pour que j'en fasse une prise de **conscience**, tout simplement. C'est la mécanique des choses, personne n'est coupable ici, il n'y a pas de victime non plus. C'est simplement la mécanique émotionnelle et spirituelle qui fonctionne comme ça, c'est tout. On arrête de se culpabiliser. Si je suis la personne qui critique, c'est comme ça, j'ai une prise de **conscience** à faire, c'est tout.

Dans tous les cas d'alcoolisme, dans les thérapies individuelles et de groupe, j'ai pu trouver, quand la personne alcoolique était jeune, quel était le conflit qu'il y avait eu avec l'un ou l'autre des parents, ou avec quelqu'un d'autre dans son environnement, toujours relié à l'alcool. **Je deviens ou j'attire ce que je n'ai pas accepté↓♥ entre 0 et 12 ans.** En fait, en ce qui concerne l'alcoolisme, souvent une femme qui vit avec un alcoolique va en avoir assez et le mettre à la porte, et qu'est-ce qu'elle va attirer? Un autre alcoolique. Elle le met à la porte, elle attire un homme sobre, oups! six mois après, il devient alcoolique, pourquoi? Le jeu ici auquel il faut faire attention, c'est le suivant : il n'y a pas de victime, il n'y a pas de coupable, il y a seulement des situations à comprendre. Que va dire la femme? « Ce n'est pas moi, le problème, parce que c'est lui qui boit. » Mais vous voyez : quand je montre du doigt, il y en a trois autres qui se sont tournés vers moi. **La femme attire ce qu'elle n'a pas accepté↓♥**, et elle attire le partenaire **qui, lui, devient ce qu'il n'a pas accepté↓♥**. Ça devient comme un jeu de casse-tête, ça se complète, on se rejoint, ça se complète. **Je deviens ou j'attire ce que je n'ai pas accepté↓♥ entre 0 et 12 ans.** Ah! là je comprends pourquoi je vis telle situation, ça me donne une piste pour essayer de voir ce qui s'est passé! J'attire ou je deviens ce que je n'ai pas accepté↓♥. Des fois, je ne suis pas habitué à le voir comme ça, il se passe quelque chose...

« *Chaque fois que j'ai un copain, ça ne fonctionne pas. Il me laisse, il me trompe, ça arrive chaque fois, je ne sais pas ce qu'il se passe. C'est quoi, le sentiment? J'ai l'impression d'avoir été trahie.* » Alors je pose la question : quelle sentiment as-tu vécue entre 0 et 12 ans où tu as eu le sentiment d'avoir été trahie ou que tu as été trahie? Il y a alors une image qui monte et cette image donne l'opportunité de guérir la blessure et de changer la situation, pour que ça ne se présente plus.[2]

Comment arrête-t-on cela?

Je ne peux rien changer que je n'ai pas accepté↓♥.

Accepter↓♥ ici, ça ne veut pas dire que je suis d'accord, attention! Ceux qui se sont procurés ***Le grand dictionnaire des malaises et des maladies*** ont peut-être remarqué que dans tout le livre, chaque fois qu'il y a le mot « accepter↓♥ », il y a (↓♥) une petite flèche avec un cœur♥. Après chaque mot « accepter↓♥ », « j'accepterais↓♥» et « je n'ai pas accepté↓♥ », il y a une flèche avec un cœur♥. Parce qu'il faut accepter↓♥ d'ici, au niveau de la tête, jusque dans le cœur♥. Accepter↓♥. **Accepter↓♥ de la tête vers le cœur♥,** pas dans ma tête, parce que c'est ici, au niveau du cœur♥, que j'ai eu la blessure émotionnelle, dans mon cœur♥. Des gens vont passer des années à essayer de guérir ici, dans la tête, en se disant : « Si je comprends ce qui s'est passé, si je peux réellement comprendre tout cela, je vais guérir. » Des gens comprennent parfaitement ce qui s'est passé et comprennent parfaitement les conflits qu'ils ont eus liés à leur maladie, mais ils ne guérissent pas. Parce que ça reste au niveau de la tête. Il faut trouver alors un moyen pour descendre jusque dans son cœur♥ : c'est ça qu'il faut trouver.

Il y a des techniques énergétiques, il y a toutes sortes de choses, moi, je donne des ateliers de croissance personnelle, je travaille au niveau du cœur♥. Dans les livres il y a des exercices que je peux faire pour m'aider à travailler au niveau du cœur♥, des choses comme cela. Qu'importe le moyen que je vais trouver, je dois être conscient : ce n'est pas en comprenant uniquement dans la tête que cela va guérir. En fait, c'est dans le cœur♥ que je dois trouver le moyen qui me convient

2 Le livre **La Technique d'Intégration par le coeur** explique cela (Jacques Martel aux Éditions ATMA Internationales)

– quand je dis « moi », je veux dire chacun d'entre nous –, le moyen qui me convient pour guérir ma blessure au niveau du cœur♥. Tant que ce n'est pas guéri au niveau du cœur♥, je suis dans ma tête. **Je deviens et j'attire ce que je n'ai pas accepté↓♥ entre 0 et 12 ans.** Ce qui est merveilleux, c'est que ça se fait tout seul.

Si j'ai eu l'impression d'être trahi, je vais être trahi, trahi, trahi... j'aurais beau faire attention, je vais être encore trahi, trahi, trahi... ça se fait tout seul. C'est fantastique, non? Quand j'en viens à changer de partenaire après deux ou trois ans et que ça ne marche jamais, des fois, on se dit : « *Je ne comprends pas, c'est comme si c'était toujours la même chose, qu'est-ce qui se passe?* » Certains ont été sensibles à cette répétition et se disent : « *Hé! il y a quelque chose qui se ressemble chaque fois! D'où est-ce que ça peut bien provenir?* » Ça provient de là, **je deviens ou j'attire ce que je n'ai pas accepté↓♥ entre 0 et 12 ans**. Alors ces blessures émotionnelles m'empêchent justement de vivre un **amour** vrai avec quelqu'un, soit un ou une partenaire de vie, soit mes enfants.

Lorsque je suis dans ma blessure, en décodage biologique, j'appelle cela être en **mini-maxi-schizophrénie**, **mini** parce que ça concerne une petite partie de ma vie, **maxi** parce que c'est important, **schizophrénie** parce que je suis en dehors de la réalité. Alors quand quelqu'un est dans sa blessure émotionnelle, des fois, je dis : « *Oui, mais... oui, mais il devait bien le savoir, telle chose, telle chose, quand tu y penses comme il faut, il devait bien s'en rendre compte!* » Des fois, je dis : « *Arrêtez, ce n'est pas comme cela que la personne fonctionne, elle est en dehors de la réalité!* » Comment employer un raisonnement logique pour dire que cette personne aurait dû ou n'aurait pas dû faire cela, elle n'est pas dans un raisonnement logique, on arrête, ça ne donne rien! Quand un chien se sent prisonnier dans un coin, même si c'est à cause de son maître, il risque de l'attaquer et de le mordre, alors que son maître le nourrit, en prend soin, l'aime. Mais s'il panique, il va mordre, ce n'est pas la logique qui agit ici. Si j'ai une blessure à mon bras et que quelqu'un met le doigt dans la blessure, il y a des risques que mon bras parte tout seul en direction de la personne, même si c'est mon meilleur ami, même si je l'aime. Il a mis le doigt dans la blessure, la douleur fait que ça part tout seul. Bon, c'est une image, mais on comprend.

C'est la même chose parfois pour expliquer mes réactions avec les gens : pourtant je les aime, oui, je les aime, mais je touche à une blessure et à une autre blessure, et encore une autre blessure... Ça, c'est la théorie.

Mais il ne faut pas en rester à la théorie. Je vois le jeu des gens qui vont dire : « Ah! c'est ton karma![3] » En fait, chacun d'entre nous doit trouver le moyen qu'il lui faut pour aller guérir ses blessures émotionnelles au niveau du cœur♥. Parce que maintenant, aujourd'hui, j'en suis plus conscient. Je suis bien conscient que moi, je donne des ateliers de croissance personnelle et que ça aide, mais je dois être honnête, il y a plein d'autres moyens aussi qui existent, c'est à chacun d'entre nous de les trouver. Il y a l'ostéopathie, l'acupuncture, la kinésiologie, il y en a plusieurs. Je trouve le moyen avec lequel je me sens à l'aise. Mais j'ai envie de dire ceci : arrêtons de penser que si je comprends dans ma tête, ça va régler la situation, ce n'est pas vrai. Parfois oui, il y a des gens qui suivent des ateliers de décodage biologique ou d'autres genres d'ateliers, et juste de comprendre ce qui s'est passé, ça guérit. Ils sont dans l'ouverture, ou la recherche de quelque chose, et parce qu'ils sont dans l'ouverture, il y a une connaissance qui est au niveau de la tête, mais elle descend au niveau du cœur♥ et la guérison s'installe, voilà. Tant mieux, mais ce n'est pas uniquement parce qu'il y a une connaissance du mental que ça va guérir, parce qu'il y en a qui connaissent très, très bien ce qui s'est passé, qui comprennent très bien dans leur tête le conflit qui s'est installé. Ils sont encore très, très accaparés par leur maladie, parce que ça n'est pas descendu au niveau du cœur♥. Il faut trouver un moyen pour faire descendre la connaissance au niveau du cœur♥, car c'est ici au niveau du cœur♥ que la guérison se fait.

Une des façons aussi de voir cela ou de comprendre mes réactions en ce qui concerne l'amour, c'est une question qu'on peut se poser. C'est mon point de vue et vous verrez si ça vous convient : qu'est-ce que chacun d'entre nous recherche dans la vie? Parce que plus tôt, je parlais de conditions, et il me vient une image reliée à quelqu'un : c'est en fait une expérience vécue.

Qu'est-ce qu'on recherche tous dans la vie? C'est d'être heureux. Les moyens qu'on prend sont différents d'une personne à l'autre, des fois je vais prendre beaucoup de médicaments pour diminuer la douleur, pour apaiser certains maux, pour être plus heureux. Parfois, je vais prendre beaucoup d'alcool pour oublier mes tracas de la vie, je pense que ça va m'aider à être heureux. Parfois, je vais prendre des stimulants, de la

---

3 Karma : La loi de cause à effet

cocaïne, de l'héroïne ou autre chose, parce que j'ai l'impression que ça me rend plus heureux.

Je n'ai pas de jugement à porter là-dessus. Le point que je veux mentionner, c'est que chacun d'entre nous cherche à sa façon, avec ce que je sais ou avec ce que je peux, un moyen d'être heureux. En fait, si je pars de ce point de vue, même si je dois avoir une conversation avec quelqu'un, je peux voir dans cette optique que la personne à sa façon cherche à être heureuse. **Tout est question d'interprétation, je deviens ce sur quoi je porte mon attention.** Si je ne porte mon attention que sur moi dans la vie, sur tout ce que je fais, j'essaie d'être heureux, je vais voir la vie en fonction de cela. Si je porte mon attention sur le fait que la personne avec qui je partage ma vie essaie, elle aussi, d'être heureuse, il y a peut-être plus de chances que je comprenne dans mon cœur♥ ce qui se passe, il y a peut-être plus de chances que je voie des solutions à venir dans ce qui se passe. Mais si je porte mon attention sur le fait que je suis trahie, que je suis trompée, que je suis dupée, que je suis ceci et que je suis cela, je vais trouver toutes les bonnes raisons du monde pour me prouver que j'ai raison. Il va arriver ce qui doit arriver et, au fond, qu'importe ce qui arrive, qu'importe, **c'est toujours une expérience pour une prise de conscience**. Ça dépend de ce que je veux dans la vie.

Dans un des livres que j'ai écrits, il y a un exercice qui s'appelle la technique du Merci[4], c'est facile, facile. Une brique me tombe sur la tête, qu'est-ce que je dis? Merci[5]. J'ai un accident, qu'est-ce que je dis? Merci. L'année passée[6], le 15 mars, au Québec, je descendais un escalier, il y avait un petit peu de neige. Il y avait une entrée avec des marches de béton, de ciment, j'ai glissé sur les marches, mais en glissant je suis tombé et ma jambe a fait crac! Mon pied était tourné à l'envers, alors je savais que ma jambe était cassée.

Qu'est-ce que j'ai dit? Merci. Il faut bien mettre en application ce que je dis, même si je dis Merci... les dents serrées. Mais l'important, c'est de le dire. Il faut commencer quelque part. J'ai vu intérieurement que

---

4 Cette technique se trouve dans les livres *ATMA, le pouvoir de l'**Amour*** et *Le POUVOIR des MOTS… qui me libèrent!* (aux Éditions ATMA Internationales).

5 **Merci** : en écrivant le mot « Merci » avec une majuscule dans le texte, cela fait référence à la **technique du Merci**.

6 En 2002.

j'aurais dû avoir quelque chose de plus grave, que j'aurais pu avoir une fracture du crâne, être quelques jours dans le coma, et j'ai vu que j'aurais pu avoir quelques fractures des côtes, je l'ai vu il y a quelque temps à un moment donné.

J'aurais pu aussi me dire que j'avais seulement la jambe cassée, cinq jours avant de venir en France alors que mes ateliers étaient complets. J'ai dit Merci, pour rester dans l'ouverture, pour rester dans l'**amour**. Pourquoi, pourquoi j'ai dit Merci? Est-ce parce que je suis masochiste[7]? C'est parce qu'il y a une loi qui entre en ligne de compte, qui est celle-ci :

Consciemment ou inconsciemment,
dans tout ce qui m'arrive,
je suis responsable à 100%
de tout ce qui m'arrive.

Je n'ai pas dit coupable, j'ai dit responsable. Alors à partir de là, ça me permet de rester dans l'ouverture et de voir ce qui s'est passé, j'ai plus de chances de le voir. Étant responsable à 100% de tout ce qui m'arrive, c'est comme si pour mon moi supérieur, pour l'**Âme**, pour la **conscience**, j'appelle cela comme je veux, il m'arrive ce qu'il y a de mieux, même si ce n'est pas ce que j'avais souhaité dans ma **conscience** humaine, il m'arrive ce qu'il y a de mieux, même si je ne comprends pas, et c'est à cela que je dis **Merci**.

En fait, de toute façon, si je m'enrage, si je me fâche, si je vocifère ou qu'importe, si je me fâche beaucoup entre autres, j'émets des énergies négatives et ça n'aide pas mon état du tout, du tout. Alors je fais mieux de dire **Merci**, même si c'est seulement un mécanisme du mental : si ça me permet d'être plus calme, c'est déjà bon pour moi. Si je suis plus calme, je suis plus en paix avec moi-même, je suis plus objectif à l'égard

7 **Masochiste** : le masochisme est la recherche du plaisir dans la souffrance, que cette dernière soit psychologique ou physique.

de ce qui se passe en moi, alors je suis plus dans l'affirmation aussi. Sinon, je me retrouve dans la soumission, dans l'agressivité, alors si je me retrouve dans la soumission et l'agressivité, c'est lié à une blessure que j'ai déjà eue, donc je me retrouve en mini-maxi-schizophrénie, donc en dehors de la réalité, et ce n'est pas nécessairement ce qu'il y a de mieux pour moi. Ce sont des petits trucs qui aident à améliorer ma vie, en disant Merci.

Ceux qui ont un mental très fort ici, et je m'inclus dans ce groupe, aiment contrôler. Alors à un moment donné, je me dis : comment puis-je mettre à profit le fait que j'ai enregistré, dans ma vie, l'importance de toujours contrôler? Si je veux tout contrôler le plus possible dans ma vie, je fais aussi bien de dire Merci, parce que ça donne le contrôle à mon moi supérieur qui contrôle ma vie. Sinon, je suis d'accord avec le fait de dire : ceci, cela, c'est la faute de tout le monde, c'est la vie qui m'apporte cela, mais ce n'est pas moi. Alors c'est là que je perds le contrôle de ma vie. Je peux toujours trouver une façon, dans mon attitude, de garder le contrôle de ma vie. Le contrôle dont je parle ici n'est pas un contrôle mental, c'est un contrôle qui se fait en gardant l'esprit ouvert, en gardant le cœur♥ ouvert. Si mon cœur♥ est ouvert, je suis ainsi relié à l'**amour** et l'**amour** est la source de toute chose. Ce n'est pas toujours évident parce que ce n'est pas toujours comme cela que je le vis, parce que la réalité semble se présenter de façon différente.

J'ai un rendez-vous important, je dois être au bureau à telle heure, mon patron m'a averti que la prochaine fois que j'arrive en retard, ce sera le licenciement, mais il y a un embouteillage, tous les feux rouges me ralentissent, il y a un accident, qu'est-ce que je dis? **Merci**... Je ne sais pas pourquoi, je risque d'être licencié et tout cela, mais je dis quand même **Merci**. Alors qu'est-ce qui se passe avec ce que je dis? Ça a l'air un peu dingue, mais bon, c'est parfait comme cela, c'est parce que je commence à jouer avec un système qui n'est pas la logique, qui est différent de la logique. Toutes les blessures que j'ai eues entre 0 et 12 ans ne relèvent pas de la logique. Parce que des blessures liées à l'**amour** ne sont pas des blessures qui relèvent de la logique, alors :

J'utilise des techniques qui ne relèvent pas de la logique pour guérir les blessures, pour reprendre le contrôle de ma vie.

Parce que le seul pouvoir que j'ai, c'est sur moi : en utilisant cela, je reprends le contrôle de ma vie. Si je suis dans ma vie quelqu'un qui est habitué à contrôler beaucoup, et vous connaissez des gens comme cela, c'est rare, mais bon ça arrive, **quand je contrôle beaucoup, c'est parce que j'ai peur d'être contrôlé**.

Parce que c'est quoi, la solution? C'est quoi, la meilleure façon de ne pas être contrôlé? C'est de contrôler, alors je me dis que les gens qui contrôlent le plus ou encore si je suis une personne qui contrôle beaucoup, c'est parce que la peur d'être contrôlé est très présente. Sinon, je n'aurais pas besoin de contrôler. Ce qui conditionne des situations dans ma vie peut se résumer à six peurs fondamentales[8] :

La peur de la mort,

La peur de la maladie,

La peur de la pauvreté,

La peur de vieillir,

La peur de la critique,

La peur de perdre l'**amour** de quelqu'un.

Qu'est-ce qui arrive? Je peux faire l'exercice mental actuellement.

Qu'est-ce qui arrive si je n'ai plus la peur de la mort, que ça n'existe plus?

8 Du livre de Napoleon Hill : *Les Lois du Succès*

Qu'est-ce qui arrive dans ma vie si je n'ai plus la peur de la maladie?

Qu'est-ce qui arrive dans ma vie si je n'ai plus la peur de la pauvreté?

Qu'est-ce qui arrive dans ma vie si je n'ai plus la peur de vieillir?

Qu'est-ce qui arrive dans ma vie si je n'ai plus la peur de la critique?

Qu'est-ce qui arrive dans ma vie si je n'ai plus la peur de perdre l'**amour** de quelqu'un?

Qu'est-ce qui se passe maintenant? Comment je me sens? Alors, je peux faire ce que je veux, comme je veux, quand je veux, de la façon que je veux, au rythme que je veux, je suis totalement libre en toutes circonstances, voilà. J'ai atteint une première étape que j'appelle **la Réalisation de Soi**.

J'acquiers la connaissance de moi, de plus en plus, donc je me réalise de plus en plus et encore de plus en plus. Je n'ai plus de peurs. Alors quand je me libère d'une de ces six peurs, ma vie change souvent. Quand je vis une expérience hors du corps, de mort imminente, je vois une **lumière** blanche, le tunnel, les gens de ma famille qui étaient décédés et qui sont sur le bord, et je reviens dans mon corps physique, et j'ai vécu consciemment cette expérience que je vais vivre quand je vais quitter définitivement mon corps physique. Quand je reviens, je sais ce que c'est que la mort, donc la peur de la mort, on l'oublie, elle est partie. Pour des gens, parfois, la vie est transformée, pourquoi? Parce que parmi les six peurs qu'ils ont, l'une vient de partir. Donc, c'est la liberté que je viens d'atteindre. Il y en a qui gagnent à la loterie : à ce moment, la peur de la pauvreté vient de partir, alors ils vivent autrement, ils sont libérés d'une peur. **Ce sont les peurs qui contrôlent ma vie.** On est plusieurs ici, alors je vais vous donner un petit secret, mais ça marche!

Le mode de fonctionnement du cerveau, c'est-à-dire la solution pour le cerveau de la peur de tomber à bicyclette, c'est de tomber à bicyclette. Pourquoi? Parce que le cerveau fonctionne pour diminuer le stress. Si j'ai peur de tomber à bicyclette, c'est un stress. Comment enlever le stress? Tomber à bicyclette, donc je n'aurai plus peur. La solution du cerveau de la peur de perdre mon emploi, c'est de le perdre. C'est comme cela que le cerveau fonctionne, c'est important de connaître ce mécanisme. S'il y avait une chance sur cent que je garde mon emploi, elle vient de tomber. Mes peurs viennent de mes blessures intérieures, alors avec les six peurs que j'ai mentionnées, je pourrais faire un petit tableau : peur de la mort, de la critique, de la maladie, de perdre l'**amour** de quelqu'un et ainsi de suite, je pourrais indiquer un pourcentage pour chacune, 10%, 50%, 70%, ça me donnerait une indication sur quoi travailler.

Il faut aller chercher la blessure émotionnelle qui me touche à partir de cette peur. Alors ce sont toutes ces peurs qui m'empêchent d'être vrai dans ma vie et ça se fait automatiquement, c'est un mécanisme qui se fait automatiquement. C'est pour ça que je dois les guérir, je dois les guérir intérieurement avec ces blessures émotionnelles que j'ai à l'intérieur de moi. Sinon, je devrai prendre une décision qui est prise en fonction d'une peur et souvent, pour ne pas dire tout le temps, cette décision est une mauvaise décision. Si je prends une mauvaise décision comme cela, c'est humain, je n'ai pas à me culpabiliser, j'ai une prise de **conscience** à faire, prenons **conscience** que ce n'est pas ce qu'il y a de mieux pour moi. Ce n'est pas nécessairement ce qu'il y a de mieux pour mon évolution, même si j'ai fait une prise de **conscience**. Je peux me donner un coup de marteau sur le doigt, c'est une expérience, je peux me donner un deuxième coup de marteau sur le doigt, c'est une deuxième expérience, mais peut-être qu'à un moment donné, je vais en avoir assez, je vais me dire que c'est autre chose que je veux vivre, et voilà.

En fait, je peux dire en tant que thérapeute : si je me donne un coup de marteau sur le doigt une troisième fois et que j'en suis content, alors je vous dis que tout est bien. Si quelqu'un est dans la merde jusqu'au cou et dit qu'il est bien, je n'y touche pas. Quand quelqu'un commence à être dans la merde un peu plus et qu'il me dit que là, il commence à en avoir assez... alors il faudrait faire quelque chose. Ce qu'il faut comprendre, c'est que chacun d'entre nous fait son possible, et quand je ne sens pas le besoin de changer, je ne change pas.

Quand je sens le besoin, je cherche un peu plus, je viens ici, je vais à des conférences, je vais à des ateliers, je fais des choses avec lesquelles je me sens bien pour changer à l'intérieur de moi. Il y a plein de trucs qui existent à l'intérieur de nous que l'on peut utiliser, mais souvent j'attends d'avoir la solution miracle et j'oublie les pas que je suis capable de faire. Souvent, je voudrais résoudre toutes les choses d'un coup, je veux la thérapie miracle qui va régler les choses ou le médicament miracle ou la solution miracle qui va tout régler dans ma vie. Alors attention, pourquoi?

Hans Selye[9]**, on l'appelait le père du stress**, est un Canadien qui vivait à Montréal. Il est décédé maintenant et il a écrit plusieurs ouvrages sur le stress. Il disait :

Tout changement est un stress.

J'ai dit changement, tout changement est un stress, même guérir subitement quelqu'un d'une maladie, peut-être que ce ne serait pas un service à lui rendre, parce que toute guérison suppose une prise de **conscience**. Est-ce que je suis prêt à gérer ou à vivre ma vie en fonction de la nouvelle prise de **conscience** que je viens de faire? Ça, c'est autre chose parce qu'une fois que je sais quelque chose, je ne peux plus dire que je ne le sais plus, et quand je sais quelque chose, ma responsabilité augmente. Ça se vérifie même dans le domaine civil. Si je fais un vol à l'étalage et que je prends un vêtement qui vaut cinquante euros, je vais au tribunal et j'ai une petite amende parce que c'est une première infraction. Deux mois après, je fais un autre vol à l'étalage pour un vêtement qui vaut encore cinquante euros, pensez-vous que le juge va me faire payer la même amende? Non, parce que même si j'ai fait la même chose, exactement la même chose, maintenant je ne peux plus dire que je n'en suis pas conscient, ça ne marche plus. C'est ça, la vie, alors souvent, ce dont j'ai peur, c'est que mes responsabilités augmentent et à l'intérieur de moi il y a un petit quelque chose, une petite **lumière** qui sait cela. Cela me fait peur, parce que je risque d'être face à moi-même et de ne pas savoir quoi faire, mais alors je peux être vrai dans l'**amour** que je veux avoir envers mon ou ma partenaire ou mes enfants. J'ai plus à travailler sur moi pour être vrai avec moi-même, en trouvant un moyen à ma disposition pour guérir mes blessures dans l'acceptation↓♥.

Quand je fais le geste de la tête vers le cœur♥, le geste est voulu, j'accepte↓♥. J'accepte↓♥ que j'aie quelque chose à comprendre, comprendre ici ne veut pas dire comprendre dans ma tête, ça veut dire

9 **Hans Selye** : né à Vienne le 26 janvier 1907, il meurt à Montréal le 16 octobre 1982. Non seulement est-il considéré comme un visionnaire en ce qui concerne les études sur le stress, mais il est également le fondateur et le directeur de l'Institut de médecine et chirurgie expérimentales de l'Université de Montréal. (Source Wikipedia)

comprendre dans mon cœur♥. Alors pour moi, accepter↓♥, intégrer et pardonner dans le cœur♥ sont des synonymes.

Pardonner vient de « par » et « donner », par le don de l'amour, donc remettre l'amour dans la situation. Quand je remets l'amour dans la situation, la guérison s'installe.

Si ma mère me critiquait quand j'étais jeune et que j'ai interprété qu'elle ne m'aimait pas, lorsque je trouve un moyen, quel qu'il soit, de remettre l'**amour** dans la situation, la guérison se fait, tout est possible. Si je pense que c'est possible, je vais trouver un moyen. Mais si je pense que ce n'est pas possible, est-ce que je vais en trouver un? Mais non, ***ce n'est pas possible***, alors ce n'est pas possible. Si c'est possible, je vais trouver quelque chose, si je veux être vrai dans l'**amour** que je veux avoir envers les autres, je porte mon attention sur le fait que je veux être vrai. **Plus je porte mon attention sur le fait que je veux être vrai, plus je vais trouver des informations, je vais savoir trouver des informations sur ce que j'ai à faire ou des moyens avec lesquels je peux apprendre.** Et au lieu de penser que j'ai des raisons d'agir comme ceci ou comme cela, je vais trouver les moyens à l'intérieur de moi, je demande à mon moi supérieur d'être éclairé pour trouver la solution et être vrai envers moi, envers les autres.

Je vous encourage beaucoup à mettre en pratique les petits trucs que j'ai donnés aujourd'hui. Je vais vous dire, aujourd'hui, mon attitude est la suivante. Quand les gens prennent le temps de se déplacer pour venir me voir et prennent ce temps pour eux-mêmes, je me dis : je veux que les gens retournent chez eux avec un moyen, si simple soit-il, qu'ils peuvent mettre en pratique dans leur vie. Je vais être très, très content dans mon cœur♥ si vous faites les exercices. Parce que je sais que ça peut vous aider et changer votre vie. C'était un plaisir d'avoir votre attention aujourd'hui, votre ouverture et j'ajouterai la **lumière** qui a pu se manifester dans la salle. Merci beaucoup et à la prochaine!

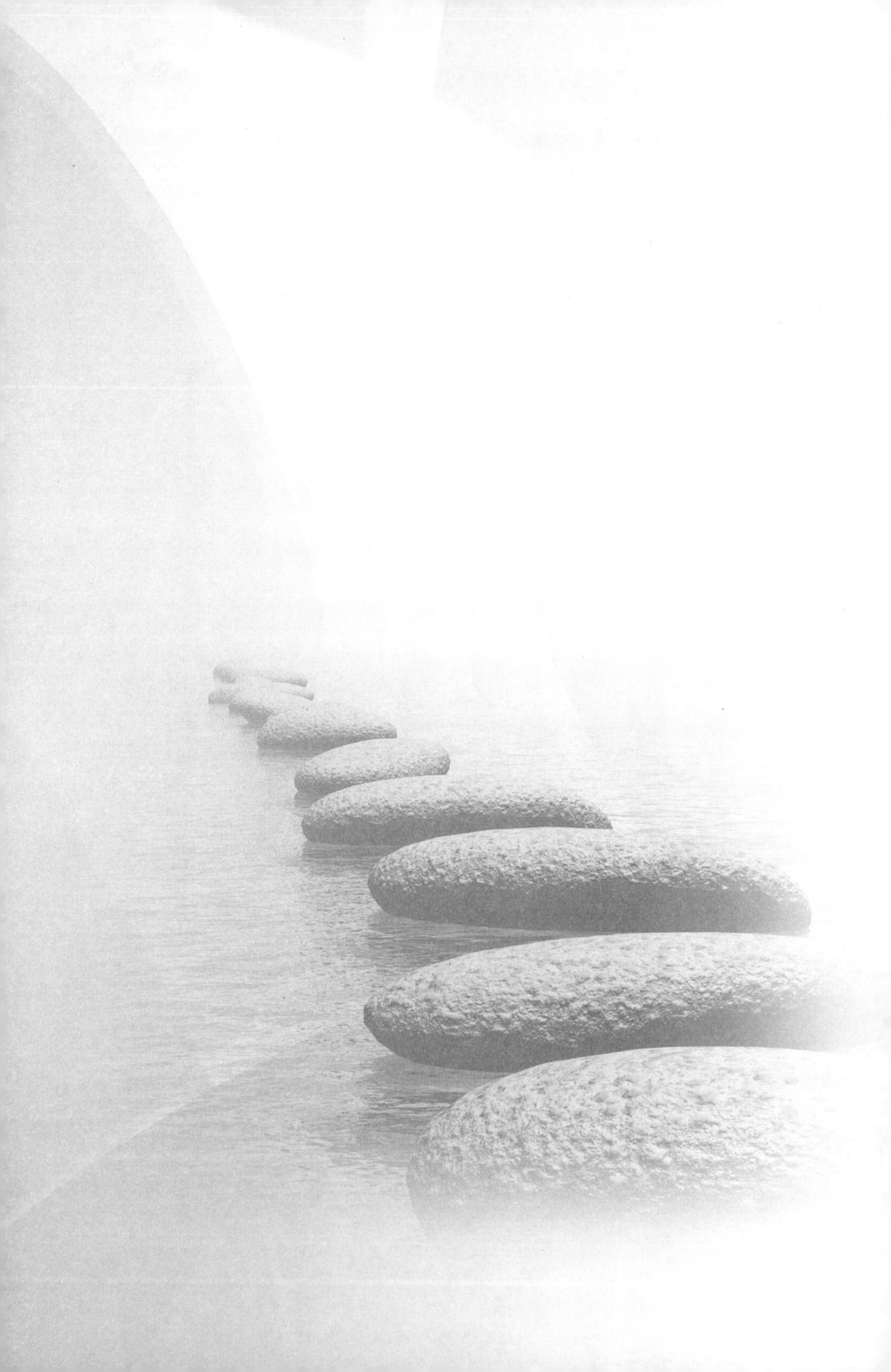

Bien vivre sa sexualité

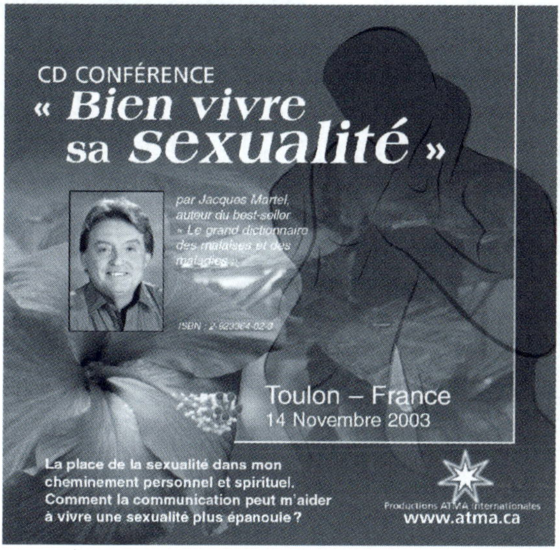

PRÉSENTATION :

La place de la sexualité dans mon cheminement personnel et spirituel. Comment la communication peut m'aider à vivre une sexualité plus épanouie.

Toulon, France, 14 novembre 2003

Je suis contente d'être ici aujourd'hui. Mon nom est ***Lucie Bernier***, je demeure à Québec au Canada. Je travaille à Toronto pour une compagnie aérienne canadienne. Je suis passionnée des voyages, des avions, de la liberté. En fait, pour ceux qui font de la numérologie, j'ai un chemin de vie 5 qui correspond au mouvement. Donc, je me sens très bien dans ce travail. J'ai aussi une autre passion, ce sont les êtres humains. Ce sont les émotions que vit chaque être humain.

Je partage cette passion avec Jacques, que je connais depuis 1989 et avec qui j'ai travaillé pour le livre ***Le grand dictionnaire des malaises et des maladies***, pour ceux qui connaissent ce livre. Jacques m'a demandé il y a quelques heures de vous parler de moi. Je ne sais pas trop pourquoi, peut-être parce que j'ai une relation particulière avec lui. Si vous m'aviez connu il y a 14 ans, au moment où j'ai rencontré Jacques, vous ne me reconnaîtriez peut-être pas. Je n'aurais pu être assise devant vous aujourd'hui. Je serais fort probablement assise sur la dernière chaise au fond de la salle et il est fort probable aussi que je serais de l'autre côté de la porte. Lorsque j'ai rencontré Jacques, il m'a permis de voir que j'avais une toute petite **lumière** à l'intérieur de moi et que la petite Lucie avait un grand besoin d'être mieux avec elle-même et ses émotions. Il m'a permis de voir que c'était possible, que tout, d'ailleurs, est possible, en y mettant du temps, des efforts, tout en ayant une ouverture d'esprit et du cœur♥. J'ai décidé de venir ici à Toulon et de suivre un séminaire avec Jacques. Il se peut que je passe pour certaines personnes pour une femme qui vit sur une autre planète. Vous savez, ça dépend de nos objectifs dans la vie. On fait ce qu'il faut pour les atteindre. Jacques m'a permis d'atteindre la majorité de mes objectifs, au niveau personnel, au niveau de l'intérieur.

Le titre de la conférence « **Bien vivre sa sexualité** » fait partie un peu de ce que je viens de vous dire parce que, en tant que personne, pour bien vivre ma sexualité, dans le fond, je dois être bien avec moi. Je dois me connaître moi-même. Je dois être capable de me regarder dans le miroir et de voir tous les beaux côtés de ma personnalité, mais aussi les choses que j'aime moins, de moi. Ce week-end, le stage que je viens de faire est celui de l'engagement. Je me suis rendu compte que, peu importe ce que je veux changer dans ma vie, que ce soit en matière de sexualité, avec mes enfants, en tant que parents, en matière de travail, cela revient toujours à me regarder dans le miroir et voir ce que j'ai à changer.

Le plus bel engagement que je peux prendre, c'est envers moi-même, d'abord et avant tout[10].

Lorsque j'accepte↓♥ de travailler sur mes émotions, quels que soient les moyens que j'utilise, une thérapie individuelle ou suivre des stages, ce n'est pas vraiment important. En fait, que ce soit un ami ou une bonne amie avec qui je partage des choses, cela peut être valable. Ce qui est important, c'est de me rendre compte de ce qui est merveilleux, c'est de me rendre compte qu'à l'extérieur de moi ou dans ma vie, je n'ai qu'à changer l'intérieur de moi et tout va changer à l'extérieur. C'est ce qui est magnifique, mais ce n'est pas toujours évident. Il est certain que le dire et le faire sont deux choses différentes, comme les appliquer dans ma vie, mais **c'est possible**. Il s'agit d'avoir la foi en moi-même, en mon partenaire et en la vie.

Je vais laisser la parole à ***Jacques***. Depuis 1988, il donne différents stages, j'en ai suivi activement pendant sept ans. Jacques, pour moi, est une personne merveilleuse qui m'a aidée à puiser dans mes ressources intérieures, qui m'a aussi permis d'aller chercher mon autonomie émotive. C'est un merveilleux héritage pour moi et les enfants, si j'en ai un jour, car je n'en ai pas pour l'instant. C'est, en ce moment, un héritage merveilleux à partager avec mes amis et les gens qui m'entourent. Je le remercie infiniment pour cela et pour me permettre de vous parler aujourd'hui. C'est vraiment extraordinaire. Merci de votre attention, de votre ouverture du cœur♥ à mon égard et bonne conférence!

Merci beaucoup à Lucie. Je considère que c'est un privilège pour tous, que d'avoir écouté Lucie. Chacun de nous a une personnalité différente, mais il est connu que la voix d'une femme aide souvent à faire ouvrir davantage les cœurs♥ que celle d'un homme.

---

10 Cela est expliqué dans le chapitre « Le secret » du livre *Le Pouvoir de l'ENGAGEMENT* (par Jacques Martel, aux Éditions ATMA Internationales).

Bien vivre sa sexualité, voilà un sujet intéressant. Je me suis dit que les gens qui viendraient à cette conférence devraient être un peu courageux. Il est certain que la sexualité, il y en a sur la planète. Si nous sommes sept milliards d'individus, il a fallu qu'il se passe quelque chose entre deux personnes. Il s'est passé bien évidemment quelque chose. De quelle façon ça s'est passé, c'est autre chose, si l'on considère l'intention, l'harmonie, par exemple. Il y a plusieurs cultures différentes sur la planète. Il faut considérer aussi comment je peux vivre ça.

En fait, c'est un sujet dont je parle très peu. Quand je dis « je », je veux dire chacun d'entre nous, et si j'en parle, je vais être porté à faire des blagues parce que souvent, nous ne sommes pas à l'aise de parler de sexualité. Il y a aussi le fait que si je chemine spirituellement, je n'oserai pas trop en parler, parce que ça ne fait pas trop spirituel de parler de sexualité pour certains. Le spirituel, je risque de l'oublier et je peux alors penser par exemple que ce qui est important dans ma vie, c'est ce que je mange. Manger correspond en effet à un centre d'énergie qui se situe au niveau du coccyx à la base de ma colonne vertébrale[11]. Mais il y a sept centres d'énergie principaux. Je les appelle les sept portes de l'**amour**.

On dit parfois que le troisième œil[12], c'est spirituel. Le centre d'énergie de la couronne[13], c'est spirituel, et on dirait que plus on descend dans le corps, moins c'est spirituel. Moi, j'ai plutôt envie de dire que plus je descends, plus je dois prêter une attention spéciale à tout ce qui se passe à l'intérieur de moi. Lorsque je dis moi, je parle de chacun d'entre nous. Tout ce qui se passe à l'intérieur de moi doit être vu comme étant spirituel. **Pour être libre, il faut que toutes les portes soient ouvertes.** Si j'en ferme une, le courant ne passe pas ou peu. Ça, c'est important aussi.

Ce que je veux vous apporter aujourd'hui dans « **Bien vivre sa sexualité** », ce sont certaines notions qui vont aider à comprendre ce qui se passe et à ouvrir des possibilités, des alternatives, et aussi à voir cet aspect de la vie sous un nouvel angle, si besoin est, pour chacun d'entre nous. Il y a peut-être des choses que je vais dire que vous connaissez déjà, tant mieux. Cependant, la tonalité selon laquelle j'entends les choses peut en modifier ma compréhension et il est possible que je me

11 C'est le premier des sept centres d'énergie dans le corps.

12 Sixième centre d'énergie situé à la racine du nez entre les sourcils.

13 Septième centre d'énergie situé au-dessus de la tête.

dise : « J'ai déjà entendu ça avant, mais maintenant je comprends. » Voici ce qu'il se passe en tant qu'auditeur, j'ai écouté avec un esprit ouvert en ayant mon cœur♥ ouvert. Je peux faire ici l'expérience d'une chose, c'est la suivante : par rapport à ce qui est dit dans cette conférence, je vais m'imaginer prendre une décision au niveau mental, et je visualise ainsi mes oreilles au niveau de mon cœur♥ et ce que j'entends actuellement entre dans mon cœur♥ afin de pouvoir comprendre ce qui est dit.

Lorsque je dis comprendre,
je ne veux pas dire dans ma tête,
mais comprendre dans mon cœur♥.

C'est ici que se fait la vraie compréhension au niveau du cœur♥, mais souvent mon éducation ne m'a pas permis de rester dans cette ouverture pour m'amener à comprendre ce qui se passe dans la vie. Ce que je fais habituellement, même quand j'étais tout jeune, c'est de me situer au niveau de mon mental pour essayer de trouver des réponses. J'essaie de comprendre dans ma tête ce qui se passe au niveau de mon cœur♥. Lorsque j'ai une relation **amoureuse**, c'est tout ce mécanisme d'ouverture qui se met en route, une ouverture de mes centres d'énergie aussi appelés chakras.

Il est certain que celui qui est relié à la sexualité, c'est le deuxième centre d'énergie, qui se situe entre le nombril et le pubis, le deuxième centre d'énergie que j'appelle le centre sacré parce que *ça crée la vie*. Je dis souvent qu'il s'agit du centre de la sexualité, mais en fait, je préfère dire que c'est *le centre de la créativité dans la matière*. Donc, c'est plus grand que la sexualité. C'est la créativité dans la matière, incluant le fait d'accomplir l'acte sexuel qui éventuellement va permettre de manifester un enfant. Et c'est toute cette force qui est primordiale, et l'une des forces les plus puissantes dans ce monde, dans l'être humain. C'est une question de survie de l'espèce. D'ailleurs, je vais dire ici des choses en rapport avec mon expérience, mes croyances, mes perceptions. Chacun doit cependant être libre de prendre l'information qui est dite. Je dois me sentir libre de la mettre de côté si elle ne me convient pas.

Oui, pour certaines personnes, ce que je vais dire ne leur convient pas. Alors, elles peuvent le mettre sur une tablette et dans une semaine, dans six mois, dans deux ans, peut-être que cette information sera utile pour ce qu'elles ont à comprendre. Il est possible que maintenant, ça ne me dise rien ou même que je ne sois pas d'accord avec ce qui est dit ici. C'est très bien pour moi. Je n'ai pas à décider de ce qui est bien et de ce qui ne l'est pas, sauf lorsque je reçois des personnes en thérapie et qu'elles viennent me voir pour un mal-être, qu'elles veulent changer. En tant que thérapeute, je peux donc faire quelque chose, mais autrement, tout ce qui se vit doit se vivre pour une prise de **conscience**. Il y a certains points un peu délicats que je vais aborder aujourd'hui. Ça fait bouger, mais c'est tout. Il faut bien comprendre cependant le contexte dans lequel je les dis. Il faut comprendre que *pour moi, tout est expérience*.

Donc,

Il n'y a ni bien ni mal,
tout est expérience
pour des prises de conscience.

Et au niveau de l'**Âme,** cette étincelle divine, je suis la **conscience**, qu'importe le nom que je lui donne.

Lorsque je dis l'**Âme**, je ne me réfère à aucune religion. C'est cette étincelle divine qui est en moi. En fait, pour l'**Âme**, tout est positif, car tout est expérience. Lorsque je fais des conférences, souvent je dis : qu'on me passe sur le dos avec un rouleau compresseur ou que je gagne à la loterie, pour l'**Âme** ce sont simplement deux expériences différentes. Il est possible que dans ma **conscience** humaine, il y ait une expérience que je préfère à l'autre, mais pour l'**Âme**, il n'y a pas de différence.

Lorsqu'on vient me voir et qu'on vit des expériences malheureuses en tant qu'être humain, ce sont des expériences. Je n'ai pas à dire si elles sont bien ou non, ce sont des expériences. Je peux cependant faire des choses pour les changer. La sexualité, souvent, est une situation qui fait vivre beaucoup de frustrations, beaucoup de déceptions, beaucoup d'incompréhension, de questionnements, qui entraînent beaucoup de peurs, parce que dans l'acte sexuel, il peut m'arriver de vivre ou de ressentir certaines choses que je n'arrive pas à comprendre, certaines choses que dans la vie, je n'ai pas apprises, alors je n'ai pas les références nécessaires. Ça peut me faire peur, surtout dans le monde occidental dans lequel je vis. Je peux avoir l'impression que ce que je ne comprends pas est dangereux. Je risque de perdre le contrôle, de m'engager dans quelque chose que je ne comprends pas dans ma tête, alors que la vraie compréhension est dans le cœur♥.

Je tiens à vous dire que c'est la première fois que je fais une conférence sur la sexualité. Mon discours n'est pas structuré comme A, ensuite B, ensuite C. Tout dépend de ce qui me vient lorsque je vous parle.

La force sexuelle est une force qui est très puissante. C'est une énergie extrêmement forte parce qu'elle est programmée, intégrée, conditionnée pour la survie de l'espèce. J'ai envie de dire : que je le veuille ou pas, il faut que ça passe par là[14]. C'est comme dire : moi, ça m'ennuie beaucoup de manger. Ça peut bien m'ennuyer, mais il va falloir que je mange. C'est le corps physique qui a besoin de nourriture, d'énergie pour pouvoir continuer à fonctionner, c'est comme ça. Voici où je veux en venir, c'est qu'il y a beaucoup d'incompréhension en ce qui concerne l'énergie sexuelle. J'ai envie de dire que les hommes sont faits pour transmettre leur semence, que ce soit avec une femme, dix ou cent, c'est comme cela, ils sont faits pour perpétuer l'espèce. Évidemment, lorsque je commence à comprendre ce fait, ça ne veut pas dire que je doive être d'accord, mesdames, que le conjoint aille voir beaucoup d'autres personnes… C'est seulement qu'il faut commencer à comprendre ce qu'il y a comme principe sous-jacent aussi, qu'une partie instinctive peut pousser l'homme à aller voir plusieurs partenaires. Si ça ne se passe pas tout le temps ainsi, ça peut arriver. Je veux simplement dire qu'il y a quelque chose à l'intérieur de l'homme qui peut l'influencer, même à son insu. Peut-être qu'il ne sait pas que c'est ça qui se joue… Il y a une force en lui qui le pousse à vouloir transmettre sa semence à d'autres femelles, en termes de survie de l'espèce.

---

14 **Sublimer l'acte sexuel** : certaines personnes, par des exercices particuliers de méditation ou autres, réussissent à transmuter l'énergie sexuelle et à atteindre ainsi une forme d'accomplissement et d'ouverture de **conscience**. Cependant, cela demande de la pratique.

C'est pour ça qu'un dialogue est essentiel dans le couple. En fait, à un moment donné, si madame a souvent mal à la tête, il faudrait qu'elle comprenne que si ça arrive trop souvent, le mari va aller voir ailleurs. Attention, ça ne veut pas dire de vivre de la soumission. Faites attention aussi à mes propos.

C'est que l'homme souvent se rend au travail, interagis avec des gens, des collègues et autres. Donc, quand il revient à la maison, il a besoin de communiquer. Je dis bien ici « communiquer ». Je peux le faire par la parole, le regard, je peux le faire par le toucher et aussi par la relation sexuelle. C'est dans ces termes qu'il faut voir **les relations sexuelles comme un moyen de communication**.

Les dames sentent moins le besoin de communiquer sexuellement avec leur partenaire parfois. Comme je le disais, le deuxième centre d'énergie, relié à la sexualité, se réfère aussi à la matière. Lorsque, mesdames, vous essayez une nouvelle recette, ça joue beaucoup sur ce centre d'énergie qui est la créativité. Tant mieux, je ne dis donc pas que ce n'est pas bien de faire des recettes : il y a même des chances que cela comble une partie de ces besoins à ce niveau.

Si je suis une mère de famille, que j'ai des enfants et que je m'en occupe, que je les prends dans mes bras, que je les cajole, j'ai ce contact physique. En fait, avec les enfants, j'ai cet **amour** qui est passé à travers moi, en plus d'avoir le contact physique avec eux.

Me sentant suffisamment comblée au niveau du contact et de l'**amour** que j'ai reçu durant la journée, il est donc possible que mon désir sexuel pour mon partenaire soit plus bas. Le mari a quant à lui, vécu une tout autre journée. Au travail, je sais qu'entre hommes, on ne fait pas des accolades à tout le monde. Si je faisais ça au patron ou à un autre collègue de travail, je serais jugé rapidement. Donc, les hommes habituellement n'ont pas de contact physique avec d'autres personnes dans le milieu de travail. La mère au foyer, quant à elle, a des contacts physiques avec ses enfants. Il s'agit juste de comprendre que le besoin n'est pas le même. En fait, pour une femme, au lieu de penser que tout ce que son mari veut, c'est faire l'**amour**, il faut comprendre que les hommes et les femmes sont faits différemment.

Pour les hommes, c'est par l'acte sexuel que passe l'érotisme. Alors que les femmes vont avoir besoin de l'érotisme pour ensuite passer à l'acte sexuel. C'est ici que le dialogue dans le couple est important pour que chacun comprenne les besoins de l'autre et que chacun puisse communiquer avec une grande ouverture avec son ou sa partenaire. Donc, il importe que les deux en retirent quelque chose d'enrichissant. Ce qui fait que je ne communique pas (sexuellement) souvent, c'est peut-être la peur du rejet, la frustration, la peur de la critique, etc. Ici, je vais dire quelque chose qui s'adresse aux dames. En fait, dans la société dans laquelle je vis, dans le monde où je vis actuellement et de façon générale, c'est le rôle de la femme d'amener l'homme à s'ouvrir à sa dimension intérieure, à sa sensibilité, à sa spiritualité. Ça fait partie du rôle de la femme.

Je peux être d'accord ou ne pas l'être : j'ai le droit de ne pas être d'accord. Cependant, je dois vivre avec les conséquences, c'est tout. Et pour moi, tout est bien, tout est parfait. Mesdames, si vous aidez votre homme à s'ouvrir davantage, quand je le sais et que je fais cet effort, mesdames, vous allez être récompensées dans ce qui se passe, dans ce qui se vit aussi. Je peux commencer à dire : « *Si tu penses que je vais faire ceci ou cela, il n'a qu'à faire son bout de chemin, lui.* » Si chacun reste sur ses positions, nous allons vivre tous les deux des frustrations et ça va être merveilleux... Cependant, même les frustrations sont des expériences spirituelles. En fait, pour l'**Âme**, c'est OK, c'est une expérience. Est-ce que je vais vivre des frustrations quand je veux vivre de l'harmonie dans mes relations sexuelles? Ça demande beaucoup de doigté, de compréhension. Je n'ai pas besoin de vous apprendre, mesdames et messieurs, que lorsqu'un homme a eu son orgasme, souvent, il ferme les portes assez vite à sa sensibilité. Il va se lever, fumer sa cigarette, il va dormir, c'est fini. C'est parce que les hommes se sentent en danger aussi. Car durant l'acte sexuel, l'ouverture s'est créée au niveau du cœur♥, des émotions, une ouverture plus grande que celle de la vie normale. En tant qu'homme, je n'arrive pas à gérer cette ouverture, à la comprendre, à comprendre ce qui se passe. La façon de diminuer cette peur, c'est de me fermer.

Il y a des personnes qui vivent beaucoup au niveau mental, qui sont « beaucoup dans leur tête », et qui vont avoir une vie sexuelle très active et impérative. Parce qu'elles ont besoin d'équilibrer. Si je suis dans ma tête, par le biais de cette sexualité, je vais me retrouver dans mon cœur♥. Donc, en faisant l'acte sexuel encore et encore, je vis au moins une ouverture au niveau du cœur♥. C'est ce qui se passe chaque fois, même si ça ne dure pas longtemps. Ça maintient un équilibre : au lieu que toute mon énergie soit dans ma tête, ouf, ça redescend, ça crée un équilibre.

Si je suis cette personne, ça devient un besoin, parce que lorsque je fais l'acte sexuel, je vais ressentir davantage les choses, je me sens mieux, ça me fait descendre de mon mental. Mon énergie du mental descend au niveau du cœur♥, je me sens plus en équilibre au niveau du cœur♥, je me sens mieux, tout simplement. C'est comme lorsque je fume, je le fais parce que j'ai besoin d'énergie cardiaque[15], mais ce n'est pas ici un mieux-être. Ensuite, lorsque j'ai de nouveau un besoin d'énergie, l'information a déjà été enregistrée dans mon cerveau et l'idée qui me vient spontanément, pour me sentir mieux est : la cigarette. Même si cela n'apporte pas réellement de mieux-être, j'aurai l'impression que c'est ça qui est bon pour moi. J'ai travaillé 11 ans en vitaminothérapie[16] : lorsque je conseillais des vitamines et minéraux aux gens qui souhaitaient arrêter de fumer ou de boire de l'alcool et qu'ils se sentaient mieux, suite à ce que je leur préconisais, je ne leur disais même pas d'arrêter de fumer ou de consommer de l'alcool.

Souvent, leur besoin de fumer ou de boire avait diminué de 50% parce qu'ils avaient moins ce besoin d'énergie. S'il n'y a pas le besoin d'énergie, il n'y a pas la commande au cerveau, qu'il faut que je fume ou que je boive. Il s'agit simplement de comprendre comment je fonctionne.

La base de la relation sexuelle entre un homme et une femme ou entre deux hommes et deux femmes, c'est pareil. Je n'ai pas à juger ça. Il s'agit beaucoup d'une question de communication et d'ailleurs, quand les relations sexuelles cessent dans un couple, je ne comprends pas, personnellement, que pendant des années il ne se passe rien à ce niveau et que les partenaires demeurent ensemble. Ils ont convenu que la communication n'avait pas besoin de se faire, mais souvent, ça va mener à une rupture, car la communication ne peut justement pas se faire.

---

15 **Fumer la cigarette** : cela active habituellement le rythme cardiaque, ce qui donne une impression d'avoir plus d'énergie parce qu'il y a plus de sang qui est envoyé aux organes, y compris au cerveau.

16 **Vitaminothérapie** : C'est l'emploi des vitamines à des fins thérapeutiques. Je me basais sur les travaux de psychiatres, médecins, chercheurs, chimistes et biochimiste nord-américains et Européens qui utilisaient cette approche en vue d'aider à rétablir la santé ou obtenir une santé optimum. Certains appelaient cette approche, médecine orthomoléculaire, mais comme je n'étais pas médecin, je disais que j'utilisais « l'approche » orthomoléculaire en me référent à leurs travaux.

Je peux communiquer par la parole, par les yeux et par d'autres moyens, je communique à tous les niveaux y compris dans mes relations sexuelles. C'est une forme de communication aussi. En fait, quand je suis dans une relation sexuelle active avec la personne avec qui je vis cette relation, j'ai simplement à penser que je suis en train de communiquer.

Je communique, j'accepte↓♥ de m'ouvrir, de ressentir, de recevoir des choses sur moi et l'autre personne, mais avant tout, sur moi. Il y a une façon de voir aussi qui est un peu spéciale, lorsque je suis en relation sexuelle avec un ou une partenaire. Vous comprenez bien ce que je dis. Lorsque je fais l'**amour**, c'est toujours avec moi-même, l'autre étant mon miroir, l'autre met en résonance, en action, fait réagir en moi, l'autre partie de moi-même. C'est bien que ça se passe avec une autre personne, parce que ça permet de mettre ça en action, d'activer cette autre partie de moi-même.

Chaque personne dans le couple aide l'autre à activer l'autre partie d'elle-même et ainsi de suite. L'autre personne a un rôle important, parce qu'elle permet d'activer cette partie de moi-même, **cet aspect qui est en moi**.

Lorsque je dis en moi, c'est qu'en chacun de nous, il y a toujours le côté yang, masculin, actif, rationnel, et le côté yin, féminin, réceptif, intuitif. Il y a toujours ces parties masculine et féminine en moi. En tant que garçon avec cette partie masculine et en tant que fille avec cette partie féminine, les deux existent. C'est dans l'acceptation↓♥ des deux parties de moi-même que va se jouer toute cette communication, toute cette prise de **conscience**, de moi avec moi. En fait, moi en tant qu'homme, quand je suis en relation sexuelle avec ma partenaire, je suis en relation sexuelle avec ma partie homme, et en relation sexuelle avec la partie femme de ma partenaire. Regardons ce qui arrive ensuite dans le rapport sexuel : il y a les combinaisons suivantes qui se font automatiquement. Je considère que le côté Yang = Homme et que le côté Yin = Femme. Donc il y a la combinaison de toutes ces parties de moi-même quand je suis en relation avec l'autre :

Homme	Femme
Yang	Yin
Yin	Yang
Yin	Yin
Yang	**Yang**[17]

Je n'ai pas besoin d'en être conscient, mais toutes ces combinaisons se font automatiquement. Qu'est-ce qui arrive si je me considère comme hétérosexuel, mais que je suis en réaction contre les homosexuels? Si je suis ce garçon qui se considère comme un garçon, qui veut vivre une relation **amoureuse** avec une fille, qu'est-ce qui arrive quand moi en tant que garçon et mon côté Yang, j'ai une relation sexuelle avec ma partenaire et que je communique avec son côté homme (Yang)? Ce côté est défendu, rejeté, il n'en est pas question et pourtant je suis avec une femme. Qu'est-ce que mon subconscient enregistre? Est-ce que mon subconscient, en tant que garçon, a une relation sexuelle avec des énergies masculines? Il n'en est pas question et à cause de cette réaction, je risque d'attirer dans le couple quelque chose qui ne sera pas fonctionnel. Le subconscient enregistre cela, cette partie de la relation, comme une relation homosexuelle et coupera l'énergie de communication sous cet aspect. Moi, sensible, ouvert, je vais constamment m'attirer des femmes qui sont plus dominantes, plus dans l'action avec un côté Yang plus fort, qui peut être féminin en apparence, aussi. C'est juste une question de personnalité, mais je risque inconsciemment de me retrouver avec ces difficultés.

Consciemment, un rejet va se faire. C'est à moi de travailler, de faire en sorte de ne plus être en situation conflictuelle avec l'homosexualité. Autrement, je ne serai jamais pleinement satisfait de ma relation sexuelle avec ma partenaire en raison de cela. En fait, soit je le travaille en rêve, je peux alors demander au maître du rêve de travailler cela, soit je le travaille dans les ateliers, en psychothérapie ou même par des traitements

17 Si je suis un homme « en réaction » contre l'homosexualité, cette portion Yang (masculin) - Yang (masculin) de la communication entre les deux partenaires homme/femme risque de ne pas fonctionner, car le subconscient interprétera cela comme une relation homosexuelle.

énergétiques, en *rebirth*[18], une technique de respiration consciente. Je le travaille. Ça peut s'intégrer[19]. Cette peur, cette crainte, ça peut s'intégrer. Certains clients que j'ai eus, ont eu à le travailler physiquement. Ils ont trouvé ça dur. Ils ont eu à le travailler physiquement avec d'autres hommes pour être mieux avec leurs femmes. Ils l'ont intégré de cette façon. Je ne vous dis pas que c'est la solution. Une personne pourrait dire : « *Je vais coucher avec un homme, je vais régler ça.* » Si je le fais avec des œillères, ça ne changera rien. En fait, même si quelqu'un me fait cette proposition, ça peut être une possibilité, mais ça ne veut pas dire que c'est ce qui fonctionnerait le mieux.

Je veux dire simplement aux gens de faire attention à leur réaction par rapport à cette orientation sexuelle. Ça ne veut pas dire que je suis pour l'homosexualité si je ne suis pas en réaction. Comme individu, je me protège dans la vie. Certains pourront dire : « *Tu n'es pas en réaction : c'est que tu es comme ça.* » Tout est expérience, pourquoi serais-je en réaction par rapport à certaines et non d'autres? Si je ne suis pas en réaction, ça ne veut pas dire que c'est ce que je vais faire dans ma vie. Je ne suis pas en réaction, c'est tout. Je veux vivre la vie que je veux vivre. Les autres vont vivre leur vie, c'est bien.

Je vois donc qu'il y a quatre combinaisons possibles dans une relation sexuelle. Mais c'est aussi bien de faire l'**amour** et de ne pas s'en préoccuper. Lorsqu'il se passe quelque chose, ça nous aide à comprendre.

Il y a peu de temps, dans un atelier avec Drunvalo Melchizedek[20], il expliquait que la Terre par rapport au Soleil, qu'il y avait un décalage de 17 degrés dans un homme par rapport à une femme[21]. Cela a comme

---

18 **Rebirth** : Ce mot vient d'un anglicisme qui veut dire « renaître ». C'est une ancienne technique de Yoga devenu populaire dans les années 1960 aux États-Unis et qui permettait de retourner au moment de notre naissance pour guérir les blessures qui ont pu être enregistrées à ce moment-là et qui peuvent avoir des répercussions encore à l'âge adulte. C'est en 1995 que j'acquiers ma formation de Rebirtheur (technique de respiration consciente) au Centre Héléna Marcoux.

19 **Intégrer** : un mot pour dire « accepter↓♥ », guérir, car ***je ne peux rien changer que je n'ai pas accepté↓♥***.

20 **Drunvalo Melchizedek** est un thérapeute et un enseignant reconnu pour avoir fait connaître « la fleur de vie », symbole ésotérique de la Vie. Il a écrit des livres sur le sujet : *L'ancient secret de la Fleur de Vie* aux éditions Ariane.

21 **Décalage** : c'est ce qui peut expliquer en partie la difficulté de communication ou de compréhension entre les hommes et les femmes et non pas nécessairement que l'un ou l'autre ne veut pas être à l'écoute de l'autre.

conséquence que le discours entre les hommes et les femmes est plus difficile. C'est une conséquence vibratoire de ce fait.

Madame, si vous dites quelque chose à monsieur et qu'il ne comprend pas ce que vous dites et inversement, ça ne veut pas dire que l'autre ne prête pas attention à vos paroles, qu'il ne veut pas comprendre. C'est comme si, dans l'énergie, c'était plus difficile, tout simplement. Cependant, quand je le sais, je fais plus attention. J'arrête d'accuser l'autre de ne pas prêter attention à ce que je dis.

Lorsque je sais comment ça fonctionne, les jugements que les autres portent sur moi et les réactions qu'ils ont *nous dévoilent simplement comment ils sont*. Les gens cherchent à se défendre, en raison des blessures. Je ne sais pas si ici[22] les mariages légaux entre personnes du même sexe sont en vigueur, mais ça remue beaucoup de choses. La **conscience** sociale est en train de changer. Les gens veulent s'engueuler : c'est une expérience aussi. On les laisse faire.

Je voudrais maintenant donner mon opinion en rapport avec l'**Âme** sœur. J'en parle dans un article qui s'intitule « L'**amour** cet inconnu ». L'**Âme** sœur, pour moi, ça n'existe pas, parce que la partie de l'**Âme** sœur est celle de moi-même, celle dont je suis conscient.

Cependant, comme dans la relation sexuelle, il se peut que je trouve une personne dans mon environnement avec qui je veux faire un bout de vie, cheminer avec elle et que cela fasse comme si elle était l'image de mon **Âme** sœur. C'est la personne qui est le miroir le plus exact de l'autre partie de moi. Il est certain que lorsque je regarde dans cette direction, ce que je vois, c'est tout ce qui me complète. Lorsque je regarde dans un miroir et que je vois l'image qui s'y reflète, j'ai l'impression qu'elle est devant moi, mais elle vient en fait de moi. C'est la même chose avec une autre personne.

Je peux avoir beaucoup d'**amour** pour quelqu'un, vivre des choses merveilleuses, fantastiques, extraordinaires, partager des choses auxquelles je n'aurais jamais pensé, vivre avec un **amour** tellement grand. La personne est cette partie du miroir qui se rapproche le plus de moi-même, partie que j'ai besoin de connaître. Lorsque je suis conscient de cette autre partie de moi, de mes côtés Yin et Yang, du côté féminin

---

22 En France.

et du côté masculin en moi, je n'ai pas besoin de changer d'orientation sexuelle : si c'est ce que j'ai à vivre, je change, mais un homme va rester un homme et une femme, une femme.

Si j'équilibre ces parties à l'intérieur de moi, lorsque c'est en parfait équilibre, qu'est-ce qui arrive? J'atteins ce que j'appelle la **Réalisation de Soi**. Je ne suis ni un homme ni une femme au sens spirituel du terme. Je suis cette **Âme** de ce monde physique qui porte en fait un nom qui revêt pour l'instant le corps d'un homme ou celui d'une femme. Moi en tant que Réalité, je ne suis pas un homme et une femme, j'ai un corps d'homme ou de femme, mais c'est un véhicule.

Je suis une **Âme** qui n'est ni masculine ni féminine. L'**Âme** est ce qu'elle est. J'ai un corps d'homme et si je préfère que ma relation se vive dans un partage énergétique, dans une communication énergétique, avec une femme, tant mieux, et si elle se vit avec un homme, tant mieux, et si c'est autrement, tant mieux. Je n'ai pas à décider parce que **tout est expérience**.

Lorsque je commence à regarder ainsi, je deviens plus tolérant. Si chacun d'entre nous devient plus tolérant, la vie va l'être davantage pour tous. Je ne m'en rends pas compte tout de suite, mais plus je fais le travail sur moi, plus le retour se fait vite. Tant mieux et je vais vous dire pourquoi.

Si je lance une brique en l'air et qu'elle me revient au bout de six mois, je ne suis pas certain qu'au bout de six mois, je vais me souvenir que j'ai lancé une brique en l'air. Si j'en lance une et qu'elle revient au bout de cinq secondes, je vais peut-être faire rapidement le lien. C'est bien, car si je veux revivre l'expérience, je sais quoi faire. Je peux vivre avec quelqu'un qui représente le miroir que j'ai besoin de voir, une relation merveilleuse, fantastique, extraordinaire. Lorsque la relation sera terminée, peut-être que je connaîtrai une autre relation et que ce sera la meilleure pour ce que j'ai à vivre. Nous allons cheminer ensemble, nous allons échanger des choses, nous allons nous entraider également si nous sommes ouverts, si la communication se fait adéquatement. C'est à ça que ça va servir.

Il y a un autre point que je veux mentionner, il s'agit de toutes les frustrations que je peux vivre par rapport à mes relations sexuelles, les peurs, les incompréhensions et autres... Je veux simplement expliquer que c'est en relation avec mon enfant intérieur. C'est mon enfant intérieur qui vit ces frustrations, cette incompréhension, cet oubli, ce rejet... Oui, c'est mon enfant intérieur qui vit tout.

C'est pour ça que les hommes, en majorité plus que les femmes qui sont plus proches de leurs émotions, vont de l'adulte à l'enfant, et même si on a tous et toutes des blessures, pour les femmes c'est plus facile. Les hommes, en général, sont plus au niveau de leur mental et dans les relations sexuelles, ils en apprennent plus sur leurs émotions. Ce sont comme deux mondes différents pour eux. C'est pour ça également que l'homme peut être désemparé par rapport à ses émotions, des dimensions auxquelles il n'est pas habitué.

C'est beaucoup dans cette compréhension, dans cet échange, que les choses peuvent s'améliorer. Si j'ai des peurs, je les communique à l'autre. C'est la meilleure façon de dissoudre les peurs que de les dire à quelqu'un d'autre, y compris dans nos relations sexuelles : lorsque je veux parler à mon ou ma partenaire de quelque chose, je peux commencer par un fait qu'on a vécu et qu'on n'arrive pas à comprendre. On se demande si c'est soi, si c'est l'autre, ce qui se passe... Est-ce que j'ai ressenti quelque chose que je vivais et qui m'appartient? Ce que je peux faire, c'est de questionner mon ou ma partenaire.

En fait, pour que le ou la partenaire se sente à l'aise dans la réponse, je peux commencer la question par : « *Écoute, mon chéri, **je veux vérifier** quelque chose avec toi* », au lieu de lui parler avec hargne. L'autre peut se sentir attaqué. Il faut lui dire que **je veux vérifier quelque chose** avec lui. Donc, je lui laisse de l'espace. Ici, il n'est pas question de trouver un coupable, de chercher une victime. Il s'agit d'une prise de **conscience**. Si j'ai quelqu'un dans ma vie, c'est que cette personne a les mêmes blessures que moi, les mêmes conflits que moi, sauf que parfois extérieurement, ça ne se voit pas.

Une femme qui vit avec un alcoolique a la même blessure que son conjoint. **J'attire ou je deviens ce que je n'ai pas accepté↓♥ entre 0 et 12 ans.** En fait, dans toutes les thérapies que j'ai pu faire, lorsqu'une situation semblable apparaissait, une personne entre 0 et 12 ans avait vécu quelque chose en rapport avec une personne alcoolique, que ce soit le père, la mère, le voisin ou un oncle. Il a fallu qu'il se passe quelque chose, et ce, même si la personne ne prend pas une goutte d'alcool : elle vit le même conflit que son conjoint alcoolique[23]. C'est clair.

Donc,

Il importe de ne pas faire de reproche
à qui que ce soit,
surtout dans les relations sexuelles...
Il faut plutôt essayer
de voir ce qui se passe.

Parmi les gens frustrés dans leur vie sexuelle, certains viennent me consulter et s'ils commencent à dénigrer leur partenaire, je dis : « *Un moment, s'il vous plaît, pourquoi t'es-tu attiré un partenaire semblable dans ta vie?* » **La personne se l'est attiré.** C'est comme quand quelqu'un dit qu'il est allé voir untel et que c'est un charlatan. Pourquoi a-t-il désiré voir un charlatan? Cette personne voulait-elle vraiment savoir ce qu'elle vivait?

C'est moi qui crée mon propre monde. Je dis donc de faire attention : lorsque quelqu'un décide de se séparer, ça peut être le bon moment, mais attention! Si je le fais pour régler une situation et que, dans le fond, ce n'est pas réglé en moi, intérieurement, je vais attirer une personne semblable. L'apparence de la nouvelle personne peut être différente, mais peut-être que non. Il peut y avoir des traits tellement semblables à ceux de l'ancienne personne chez la nouvelle que c'en est drôle. Ce n'est pas nécessairement un échec lorsqu'on quitte quelqu'un. Il est étonnant que j'attire parfois le même genre de personnes avec qui j'étais avant et que cette ressemblance concerne la façon de fonctionner, la corpulence, par exemple.

23 Plus d'informations sur ce principe dans le livre *Les 5 ÉTAPES pour Parvenir à la GUÉRISON* (par Jacques Martel, aux Éditions ATMA Internationales).

Quand ils se séparent, les couples vont former d'autres couples. Le fait de se séparer va causer de la souffrance, des prises de **conscience**, des intégrations. C'est ce qui fait que l'autre partenaire qui va rentrer dans ma vie va être différent, parce qu'il y a eu un changement : sans changement, on aurait attiré le même genre de conjoint ou conjointe qu'avant.

Je vous dis que si vous avez à vous séparer, si vous le faites en réaction contre une situation non réglée avec vous-même, vous allez attirer une copie conforme à votre ancien partenaire. Si je le fais à la suite d'un travail, d'une intégration, je vais plutôt m'attirer un autre type de partenaire.

Je peux sublimer ma sexualité, mais ce n'est pas tout le monde qui peut faire ça. Lorsque les relations sexuelles diminuent de façon importante, il faut aller voir ce qui se passe en matière de communication même verbale entre les deux partenaires. Il faut aller voir ce qui se passe. Même si je pense que j'ai besoin de changements, parfois la solution n'est pas là. Je peux le vérifier, mais souvent, le problème n'est pas là. Parfois, c'est une question d'engagement aussi[24]. Je peux me sentir enfermé dans une relation. Il y a des choses qu'il faut renouveler.

Pourquoi un homme veut-il être marié et veut-il avoir une maîtresse avec qui il va vivre de façon plus épanouie? Parce qu'avec la maîtresse, il n'a pas d'engagement, il peut la laisser tomber quand il veut. C'est plus aisé. Il ne peut quitter son épouse, soit pour les enfants, pour des considérations économiques ou autres. Il y a aussi des gens qui partent en vacances deux semaines et vivent un coup de foudre. Ils vivent pendant ces deux semaines une relation **amoureuse** tellement forte, intense, épanouissante, tellement formidable, extraordinaire, pourquoi? Parce qu'ils savent, au fond d'eux, que dans trois, cinq, dix jours, ce sera terminé. Ils n'auront de compte à rendre à personne.

Donc, les peurs que je peux avoir concernant l'engagement sautent, elles ne sont plus là. Je peux vivre ce que je veux au maximum. Je n'ai pas de compte à rendre, alors que ce n'est pas le cas avec le ou la partenaire avec qui je vis. Je peux avoir peur des comptes à rendre et ça, c'est la peur de l'engagement. Il y a des couples qui vont vivre chacun dans

24 Voir le livre *Le Pouvoir de l'ENGAGEMENT*… pour plus d'informations sur le sujet (par Jacques Martel, aux Éditions ATMA Internationales).

leur appartement pendant des années, ils vont très bien. Une fois qu'ils sont mariés, lorsqu'ils vivent ensemble, « la vaisselle circule dans l'air » suite aux scènes de ménage du couple, parce que maintenant, ils sont engagés. Une fois engagés, ils ont activé la blessure qui est en rapport avec l'engagement et pour certains, c'est comme si plus rien n'allait bien. Avant le mariage, tout se passait bien, car cette blessure n'était pas activée. Alors que maintenant, ils ont envie de se séparer.

C'est une transition importante et je ne dis pas qu'il ne faut pas se marier. Il se peut simplement qu'il y ait une transition à faire. Je peux avoir peur dans ma relation sexuelle aussi. Je peux avoir peur de m'ouvrir davantage, parce que je risque alors d'être engagé. L'autre personne risque de me connaître davantage et ça peut me faire peur, car elle peut avoir plus d'emprise sur moi. Ça peut faire peur parce que ce que je peux découvrir, c'est que je suis avec la personne même si je ne veux pas. En fait, en le sachant maintenant, je ne peux plus dire que je ne sais pas, je vais me sentir prisonnier de cette situation, même si ça peut être magnifique pour moi. Il ne faut pas avoir peur de ça. Ce sont souvent ces peurs qui nous empêchent d'aller plus loin dans une relation de couple.

En réalité, j'ai peur de m'engager. Si je désire que l'on reste ensemble, je me marie; si je ne suis plus en harmonie avec la personne, je divorce et au plus vite[25]. C'est important de clarifier les choses et d'en parler. Même si je ne sais pas comment le dire parce que je n'y suis pas habitué. J'ai peur de la réaction de l'autre y compris dans ma relation sexuelle. C'est toujours délicat de parler de relations sexuelles, ça peut rejoindre la peur de la critique, du rejet, de l'abandon, toutes sortes de blessures qui sont activées aisément et qui viennent de ce que nous avons vécu dans l'enfance. Ça active ces rejets, ces abandons, ces critiques.

Je peux l'écrire aussi, que je décide de le partager ou pas avec la personne. Je l'écris sur un papier, car par le simple fait de l'écrire, le subconscient retient 90% de ce que j'écris. Je remarquerai que lorsque je l'écris, c'est comme si je l'avais partagé avec quelqu'un d'autre, et ce, même si ensuite, je vais déchirer la feuille de papier. Une fois que c'est écrit, c'est déjà dit. Je suis certain que si les gens se mettaient à écrire ce qu'ils vivent en se réservant une heure par semaine pour vraiment écrire tout ce qui s'est passé pendant la semaine, il y en aurait moins qui prendraient des antidépresseurs. Je peux prendre aussi des

25 Quand je sais que ce n'est plus possible, que l'**amour** n'est plus présent.

antidépresseurs, pourquoi? Parce que c'est une expérience. Pourquoi s'en faire?

En fait, en toile de fond, **je suis responsable à 100% de ce qui se passe dans ma vie**. Ce n'est pas toujours évident, ce n'est pas toujours aisé, je ne sais pas trop comment m'y prendre, mais c'est la loi. **C'est la loi.** Je ne suis pas ici pour juger qui que ce soit, mais mesdames, quand ça ne va pas bien dans votre relation sexuelle, au lieu de vivre de la soumission et de vous dire que même si vous parlez, votre conjoint ne veut rien savoir, écrivez-le sur un papier, s'il vous plaît. Vous pouvez aussi le donner à la personne en disant : « *Mon chéri, je veux te dire telle chose. Je veux te dire ce que moi, je vis.* » Il ne faut pas accuser l'autre. Si j'accuse l'autre, que je le montre du bout du doigt, pointé dans sa direction, il y en a trois autres pointés dans ma direction…

Lorsque j'accuse l'autre, je dois me rappeler que le ou la partenaire avec qui je suis, la personne avec qui je vis, a les mêmes conflits que moi. J'attire ou je deviens ce que je n'ai pas accepté↓♥ entre 0 et 12 ans, attention!

Si madame vient se plaindre que son mari est infidèle, je vais lui demander à quoi elle, elle a été infidèle, par rapport à elle-même. Elle va me dire qu'elle ne couche avec personne, non, mais écoute-t-elle sa voix intérieure? Est-elle fidèle à ses croyances, à ses perceptions, à ce que sa voix intérieure lui dit? Est-elle fidèle à ça[26]?

– Elle pourra rétorquer : « *Oui, mais moi, ce n'est pas pareil.* »

Spirituellement ça revient au même. Les principes dont j'ai parlé aujourd'hui, on les vit d'une certaine façon parce que c'est une expérience. Ça ne nous empêchera pas de vivre. Le fait d'ajuster ma vie, par rapport aux principes en question, va me rendre plus conscient de ce que j'ai à vivre, de ce dont je peux profiter dans ma vie. Je vais cheminer pour être mieux dans mon foyer. C'est une blague, cheminée... foyer...! J'aime bien faire des blagues dans mes conférences. Ça permet de mieux faire passer l'information.

---

26 J'ai déjà fait ce questionnement dans un Salon à Paris alors que la femme était avec son conjoint infidèle et nous avons trouvé son infidélité à elle aussi. Car l'infidélité n'est pas seulement liée au fait de coucher ou ne pas coucher avec quelqu'un d'autre!

En fait, la vraie mission que j'ai dans ma vie, ce n'est pas nouveau... C'est Platon[27] qui disait : « **Connais-toi toi-même** ». Un maître spirituel américain[28] dit :

Il n'est pas nécessaire de savoir pour agir, mais il faut agir pour savoir.

Arrêtons s'il vous plaît de discuter et passons à l'action! Je peux être avec une personne pendant dix ans, vingt ans, trente ans, et j'ai encore des tabous sexuels, et ce, même si je dis qu'on s'aime : j'ai encore gardé mes tabous. Il faut les laisser tomber et foncer. Je pense qu'il n'y a plus rien à faire d'autre. C'est à moi de décider qu'il y a des choses nouvelles, que je peux vivre, expérimenter, que je peux m'ouvrir davantage, que je peux risquer davantage. Ce sont les différents points dont je voulais vous parler ce soir. Comme auditeur, ce que j'ai entendu a peut-être pu me donner un meilleur éclairage sur ma vie, pour me permettre de vivre une sexualité plus épanouie, avec une meilleure compréhension de ce qu'il y a à l'intérieur de moi. **Le dialogue est aussi important et l'attitude l'est tout autant.** Tout cela pour vivre plus en harmonie, avec plus de joie, plus de bonheur dans le cœur♥.

J'ai le droit à la liberté totale, à la sagesse divine et à l'amour infini.

27 **Platon** : Né à Athènes en 428/427 av. J.-C., mort en 348/347 av. J.-C. dans cette même cité, est un philosophe antique de la Grèce classique.

28 Paul Twitchell (22 octobre 1908-17 septembre 1971).

Merci beaucoup de votre ouverture et d'avoir été ici ce soir. Merci et à la prochaine!

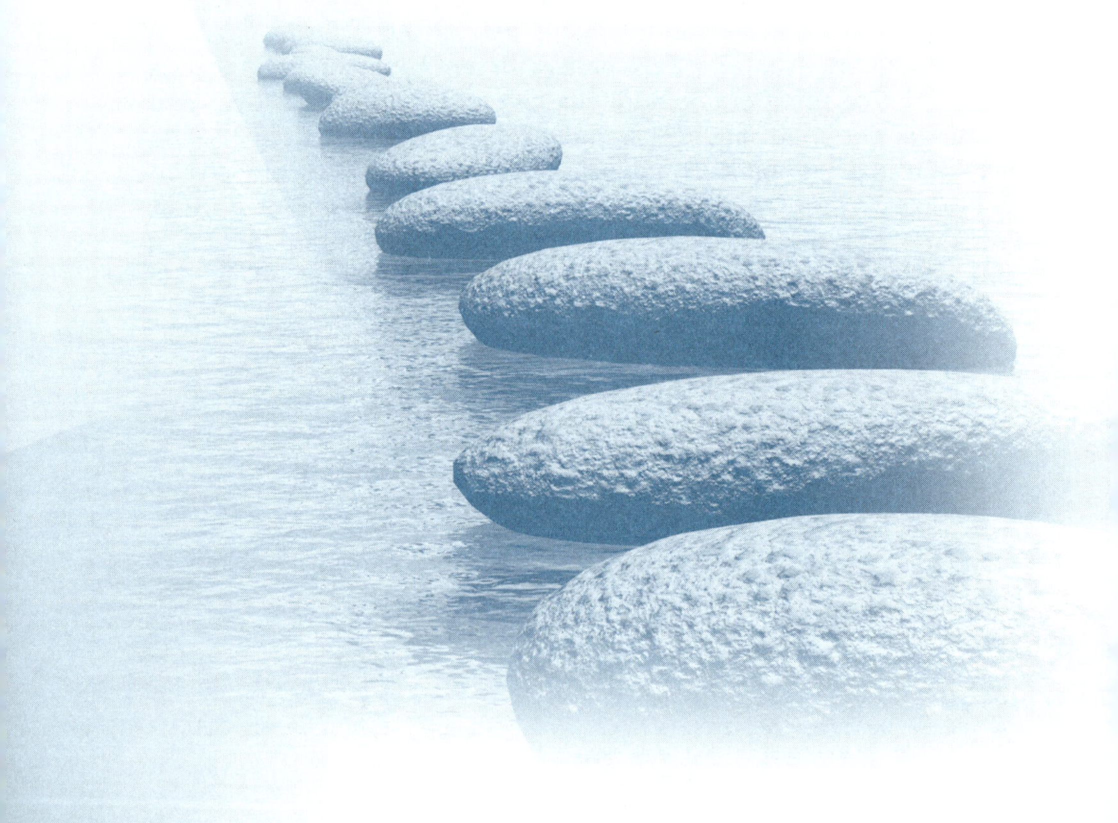

La maladie, un message d'Amour à comprendre

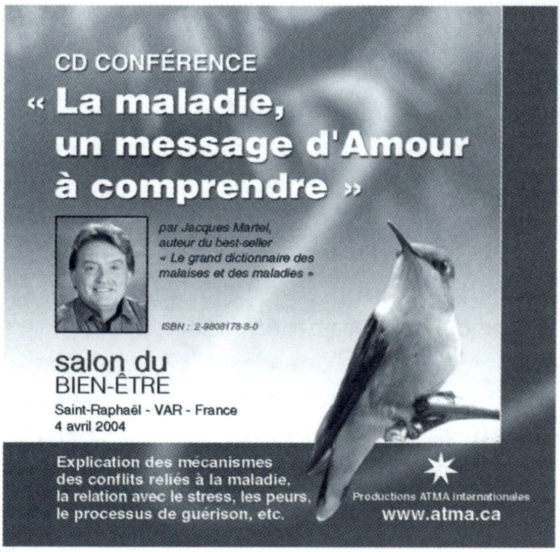

PRÉSENTATION :

Pourquoi me suis-je attiré telle ou telle maladie? Quelle est la signification de telle maladie? En quoi cette maladie peut-elle m'apporter plus d'**amour** en moi et m'aider dans mon cheminement personnel? Mieux comprendre le processus de la maladie et de l'**amour**.

2e Salon du Bien-Être, Saint-Raphaël, France, 4 avril 2004 (04.04.04)

Je vais parler aujourd'hui de **la maladie, un message d'Amour à comprendre**. En fait, juste avant de commencer, j'ai été informé de la présence d'énergies de guérison qui vont circuler dans la salle[29]. Ces énergies de guérison peuvent apporter de la chaleur au niveau du cœur♥, de la tête, de la colonne vertébrale, etc.

Si, comme participant, je ressens cela, c'est normal. Ce sont des changements énergétiques qui se manifestent dans mon corps et m'aident à ouvrir ma **conscience**.

Je vais vous parler aussi un peu de moi, de ce qui m'a amené à parler de la santé. Lorsque j'étais enfant, j'ai eu certains problèmes de santé. Je me suis posé des questions, car les médecins n'arrivaient pas à trouver ce que j'avais, mais on m'avait prescrit des médicaments pour le système nerveux[30]. Donc, depuis mon plus jeune âge jusque dans la vingtaine, j'ai cherché : ce sujet m'a ainsi toujours intéressé.

J'étais aux prises, entre autres, avec de la constipation chronique, de l'insomnie. C'était plutôt difficile à vivre. J'ai fait aussi des études pour devenir ingénieur électricien. On peut se demander quel est le rapport avec la maladie : il n'est pas direct. Le rapport est plutôt d'ordre spirituel : ces études m'ont permis d'apprendre, par le biais des lois de l'électricité, le fonctionnement des lois spirituelles. Car prenons par exemple le courant électrique. Malgré les apparences, c'est spirituel, car demandez à quelqu'un s'il a déjà vu de l'électricité : ce que je vois, ce sont les effets. Je peux voir la **lumière**, je peux mesurer les ondes électromagnétiques, je peux sentir la chaleur et autre chose du même genre. L'électricité comme telle, je ne peux la voir. Et pourtant, elle est quand même présente. Il en est de même pour les lois spirituelles. Même si je ne les vois pas, elles existent.

Et c'est ce qui a été mis en évidence dans le livre ***Le grand dictionnaire des malaises et des maladies***, qui est paru il y a plusieurs années. Cet

---

29 C'est lors de cette conférence que j'ai demandé à une amie thérapeute de vérifier s'il se passait réellement quelque chose lorsque je faisais ma conférence. Par la suite, elle m'a informé qu'elle avait « vu » combien dans l'assistance, chez plusieurs personnes, leurs centres d'énergie ou chakras, s'activaient, s'ouvraient davantage et le phénomène s'était même produit chez elle. J'explique comment les énergies circule lorsque je fais une conférence dans le livre *AMTA, le pouvoir de l'Amour* (Éditions ATMA Internationales)

30 Valium, Librium.

ouvrage avait pour but de démontrer que même certaines choses que je ne vois pas, ont tout de même des répercussions physiques.

Ce sont notamment les pensées, les sentiments, les émotions : comme individu, je ne les vois pas. Cependant, je peux le mesurer, si j'ai une tumeur, une gastro-entérite, un cancer, etc. Je peux effectivement le mesurer, mais cela provient de choses non mesurables. Le but, donc, de ce dictionnaire est de démontrer combien à quelque chose d'invisible au départ, cela peut amener une manifestation physique mesurable. Ça ouvre des portes plus grandes au niveau spirituel.

Mon cerveau enregistre qu'il y a quelque chose au-delà du physique, d'intangible dans une manifestation physique. Ça veut dire aussi que dans un autre domaine qui concerne soit les Êtres de **lumière**, les guides, l'énergie divine, cela peut y avoir une influence dans ma vie. C'est important. J'ai compris il y a seulement quelques années que la formation que j'ai suivie comme ingénieur électricien m'a conduit vers la recherche du père. Pourquoi le père? On dit en métaphysique que l'électricité est reliée au père. Comme j'ai eu des dissensions un peu fortes avec mon père, c'est peut-être pour cette raison que j'ai étudié dans ce domaine.

Bref, le fait d'avoir étudié les lois de l'électricité rend aisé pour moi l'établissement de la correspondance avec le niveau spirituel et intangible. Mon cerveau peut capter différentes informations, il peut en émettre également. Ce sont des ondes qui se promènent. C'est d'ailleurs ce dont nous allons parler aujourd'hui.

Le titre dit : « **La maladie, un message d'Amour à comprendre** ». Je peux me demander quel est le lien entre la maladie et l'**amour**. C'est ce qui est important et je peux passer à côté. Ça me rappelle d'ailleurs une expérience que j'ai eue en septembre 1978. Je donnais une conférence à Québec, ma première, devant environ 500 personnes. J'ai eu un moment de silence et ma voix intérieure m'a dit : « *Ce n'est pas ce que tu dis qui est important, mais ce qui se passe. Tu pourrais garder le silence pendant tout le reste du temps de la conférence, ce serait correct, car l'essentiel serait présent.* » Donc, pendant quelques secondes, je n'ai plus parlé. La voix intérieure a repris pour me dire que les gens avaient quand même besoin d'entendre quelque chose, parce que le mental a besoin de comprendre. Je me suis alors remis à parler. Cela n'avait duré que quelques secondes, mais c'est à partir de ce moment que j'ai compris combien ce qui se passe lorsque je donne une conférence est plus important que ce que je dis.

Je pourrais aujourd'hui vous parler de la pluie et du beau temps, ça donnerait quand même des résultats. Cependant, comme auditeur, avec mon mental, mon intellect, j'ai aussi besoin d'être nourri comme je suis fait aussi d'un corps physique et émotionnel, mental et spirituel. Le corps mental a besoin de comprendre des choses, du moins d'être nourri par certaines choses.

Je vais donc expliquer aujourd'hui comment les choses peuvent se dérouler dans le cerveau et le rapport qu'elles ont avec la maladie. Ici, au Salon, plusieurs conférenciers ont parlé depuis l'ouverture, beaucoup de choses ont été dites en ce qui concerne la santé. Je trouve extraordinaire de constater que toutes les approches sont complémentaires. C'est alors à chacun d'aller voir ce qui lui convient le mieux, ce qui peut lui servir et avec quoi il se sent plus en harmonie. À ce sujet, lorsque je dis « **je** », je veux dire chacun d'entre nous en rapport avec ce qui est dit. Chacun a une vision différente quant à la santé, à la maladie. C'est extrêmement enrichissant, tout le potentiel qui s'y trouve et qui peut m'inspirer chez chacun des conférenciers.

J'aimerais parler maintenant du lien entre le stress et le cerveau. Le fonctionnement du cerveau depuis quelques milliers d'années a relativement peu changé. La technologie aujourd'hui est différente, qu'elle concerne l'électricité, les autos, les avions, toutes sortes de commodités : le contexte extérieur a changé, mais **le fonctionnement du cerveau a peu ou pas changé**.

Il y a quelques milliers d'années, que se passait-il lorsque le cerveau subissait un stress, et même plus, je dirais un « surstress », c'est-à-dire un stress vraiment important? Il y a des milliers d'années, si je vivais un « surstress », j'étais en danger de mort. Pourquoi? Parce que si j'étais la personne qui devait aller chasser pour nourrir sa famille et que j'étais en « surstress », je risquais de ne pas être efficace à 100% pour faire une bonne chasse et rapporter la nourriture. Ça me mettait en danger et ma famille aussi. Si je vais à la chasse et que je ne suis pas attentif à 100%, un animal peut sauter sur moi et me tuer. Je perds la vie et ma famille n'a pas la nourriture dont elle a besoin pour vivre. Dans un même ordre d'idées, si je n'arrive pas à récupérer après toute la fatigue accumulée, parce que je suis en « surstress », les deux autres conséquences se présenteront alors. Je ne serai pas efficace à la chasse, je risque de me faire attaquer et de mourir.

Le cerveau avait donc une décision à prendre. Le principal objectif de mon cerveau est de **me garder en vie** et de **préserver l'espèce**. Le cerveau a donc trouvé un mécanisme : lorsque je suis en « surstress » psychologique, il change ce « surstress » psychologique en un stress biologique sous forme de maladie dans le but de me libérer de 99% de ce stress. Pourquoi? Parce que mon cerveau est un ordinateur de 6ᵉ génération, superpuissant (aujourd'hui on en est à la 3ᵉ ou 4ᵉ génération) et lorsqu'il est en « surstress », il ne peut pas fonctionner efficacement. Donc, en libérant ainsi mon cerveau, j'ai plus de chances de trouver une solution pour la survie de l'espèce, une des priorités du cerveau. C'est le fonctionnement du cerveau : oui, je me retrouve avec une maladie, sauf que j'ai plus de chances de rester en vie, car mon cerveau change mon « surstress » psychologique en stress biologique sous forme de maladie.

Mon cerveau, cet ordinateur puissant, peut trouver d'autres solutions, pour que je puisse continuer d'être en vie. J'ai envie de dire, en résumé : j'ai le choix de mourir tout de suite ou de me retrouver avec une maladie et mourir plus tard. Ça me donne du temps, peut-être, pour trouver la solution, car si je suis en « surstress », ça vient de quelque part… Je vais expliquer en fait d'où ça vient. Il arrive souvent que ces choses surviennent parce que j'ai eu plus de conflits.

Les conflits qui sont à l'intérieur de moi, différents selon ce que chacun vit, causent ce « surstress ».

Tout ceci entraîne la manifestation dans la biologie. Il y a aussi les conflits qui viennent d'un manque d'**amour**. Si je vis de la frustration, du rejet, de la dévalorisation, de la culpabilité, ça peut venir d'événements que j'ai vécus avec mon père, ma mère, mon entourage ou encore d'un regard critique porté sur moi-même, où j'ai « interprété » qu'il y avait un manque d'**amour**.

Cette interprétation d'un manque d'amour au niveau du cœur♥ crée un conflit.

Le conflit qui devient important crée un « surstress » qui est transféré dans la sphère biologique pour libérer le cerveau de ce « surstress ». Ce qui est important, c'est que le mécanisme a commencé au niveau du cœur♥, au niveau de l'**amour** de façon énergétique.

Les gens qui enseignent les connaissances relatives à la maladie vont souvent parler de certains endroits spécifiques dans mon cerveau, où se manifestent les changements génétiques pour transformer le « surstress » psychologique en maladie. Ça induit alors un nouveau programme. Si j'ai un cancer du poumon, il y a des cellules de mon cerveau qui ont changé pour induire un nouveau programme appelé cancer du poumon, sclérose en plaques ou autre.

Il est important que je prête ici attention au fait que la maladie provient d'une interprétation d'un manque d'amour au niveau du cœur♥. En fait, c'est au niveau énergétique que tout se passe. Il se peut donc que le processus se déroule dans d'autres endroits ciblés du corps. Donc, dans l'interprétation, au niveau énergétique, tout se passe au niveau du cœur♥.

Donc, en sachant où ça commence, je peux opérer un changement, insuffler de nouveau cet **amour** pour en arriver à une guérison. J'en profite pour dire qu'il est **impossible** qu'il y ait une maladie sans stress. Mais il est possible que je vive un stress intérieur inconscient. Il est donc impossible qu'une personne dise que tout va bien dans sa vie et se retrouve avec une maladie : il y a quelque chose intérieurement qui se passe sans que je m'en rende compte. J'ai vécu un « surstress », même inconscient, qui s'est développé par la suite en maladie.

C'est ici, comme outil, que le livre du *Grand dictionnaire des malaises et des maladies*, lorsque je le consulte, va me donner les explications en lien avec les émotions, les pensées, les sentiments que j'ai pu vivre et qui m'ont amené à manifester cette maladie. Si je suis une personne qui a un cancer du sein, cela est souvent que je suis une personne qui s'en fait pour ses enfants ou ceux qui, toujours selon cette personne, représentent ses enfants. Il faut savoir que :

Le cerveau ne fait pas la différence entre ce qui est réel, imaginaire, virtuel ou symbolique.

Je peux être de ces femmes qui vont s'occuper de leur mari « comme si c'était leur enfant ». Elles s'occupent de lui, voient à tout comme une mère le ferait pour son enfant. Le « **comme si** » est important, car si le cerveau le considère comme son enfant, **c'est son enfant** : pour le cerveau, c'est pareil.

Si, comme personne, je m'occupe de mon neveu **comme si** c'était mon enfant et que celui-ci est en danger ou vit des problèmes, ça me préoccupe et m'inquiète. Le stress peut monter en moi, devenir un « surstress » et ainsi de suite, jusqu'à développer à terme un cancer du sein.

Voici un autre cas : si je suis une femme qui s'occupe de mes parents âgés et qu'ils sont placés dans une maison de retraite, je peux avoir peur, notamment, que mon père ou ma mère tombent malades. Je ne voudrais pas qu'ils souffrent. Nous disons parfois que nos parents redeviennent comme des enfants en vieillissant. Tout ceci se vérifie aisément.

Je demande parfois dans les conférences aux gens qui sont en face de moi, qui ont eu ou qui ont un cancer du sein, de lever la main. Je vais simplement vérifier ce qui les préoccupe dans leur vie : leur enfant peut-être ou ça peut être aussi un projet. Je peux travailler au bureau pour un projet; souvent on utilise alors l'expression « c'est mon bébé ». S'il y a des suppressions budgétaires, alors le bébé en question est en danger de mort. Si mon bébé est en danger de mort et que je suis une femme, je vis un « surstress » et je peux développer un cancer du sein.

Il semble que pour ce type de cancer, les cellules malades qui apparaissent soient portées à produire du lait encore plus riche que le lait maternel. En fait, on en revient à la réalité d'il y a des milliers d'années : quelle était la solution si mon enfant était en danger? La solution était de pouvoir le nourrir le mieux possible, afin qu'il soit plus en santé et plus fort pour passer à travers les difficultés que la vie lui présente. C'est ainsi que le cerveau fonctionne, comme il a été dit : il transforme ce « surstress » psychologique en stress biologique sous forme de maladie.

Un mécanisme en lien avec tout cela est important. Et il importe de le développer. Peu importe ce que j'apprends sur ma santé, il s'agit de dire **Merci**.

Je pourrais répondre : « *Tu parles d'une idée, dire **Merci**! Je vais chez le médecin qui m'apprend que j'ai un cancer de l'intestin et ce que j'ai à dire, c'est **Merci**! Je ne trouve pas ça drôle* » mais il faut se référer au mécanisme du cerveau. Je dis alors aux gens qu'ils ont le choix de mourir tout de suite ou que ça se transforme en maladie, ce qui leur donne plus de temps **pour trouver la solution** à ce « surstress ».

En fait, et c'est ça aussi, le cadeau : je peux expliquer comment ça fonctionne.

Je sais maintenant que je dois trouver un moyen de réintroduire l'**amour** dans la situation. Si j'y parviens là où il y a un manque d'**amour** ou l'interprétation d'un manque d'**amour**, le processus inverse peut alors s'enclencher pour que je me retrouve avec la guérison ou la santé comme elle était avant de vivre ce « surstress ».

Le fait de dire Merci m'aide à m'ouvrir.

Lorsque je dis **Merci, M,E,R,C,I,** ce mot est composé de cinq lettres comme le mot **A,M,O,U,R** et en fait, dire **Merci**, revient à mettre de l'**amour** dans la situation. Si j'apprends que j'ai une maladie dite grave, je n'aurai pas le cœur♥ à sauter au plafond en me disant que c'est merveilleux, que c'est fantastique. Mais il faut savoir que le cerveau, en réalité, a pris la meilleure décision pour que, souvent, je puisse vivre le plus longtemps possible.

Ce **Merci**, puisqu'il m'aide à m'ouvrir, m'aide ainsi à diminuer mon stress. Si j'apprends que j'ai une maladie et je me mets à maugréer, si je suis fâché, en colère, j'augmente alors cet état de mal-être à l'intérieur de moi. J'augmente encore mon stress. C'est la raison pour laquelle cela est appelé **le stress de diagnostic**. Au moment où je suis averti que j'ai une maladie que je considère comme grave, il se peut que la progression de la maladie soit fulgurante, après l'annonce du diagnostique, alors qu'au début, elle était moins rapide. Le stress, plus il augmente, plus il va faire évoluer la maladie rapidement. Il est donc important de rester ouvert.

Il y a un autre élément lié à la maladie, soit la responsabilité à 100%. Cette notion est vraiment importante dans mon cheminement, dans celui de chacun d'entre nous. Je suis en fait responsable à 100% de ce qui m'arrive, depuis ma conception, que j'en sois conscient ou non, y compris de la maladie que je me suis attirée. Il faut faire attention ici, car souvent on confond responsabilité et culpabilité, comme dans la réponse suivante : « Oui, tu me dis que c'est ma faute si j'ai un cancer ou autre. »

En fait, dans mon discours,
je ne parle pas de faute,
mais bien de responsabilité.

C'est même un cadeau, d'entendre parler de cette responsabilité. Si je suis responsable à 100% de tout ce qui m'arrive, cela veut dire que j'ai créé ce qui m'arrive et même inconsciemment. Par conséquent, il est vrai de dire que si j'ai eu le pouvoir de créer cette maladie, j'ai le pouvoir de la changer.

Lorsque j'intègre cette notion de responsabilité à 100%, je recherche le vrai pouvoir qui est en moi. Il s'agit simplement pour moi de trouver les moyens à ma disposition pour effectuer ce changement, que ce soit l'acupuncture, les fleurs de Bach, les traitements énergétiques, la kinésithérapie, la méditation guidée, etc. En fait, quel que soit le moyen que je vais choisir, ce qui importe, c'est que cela m'aide à diminuer le stress et aussi à réintroduire l'**amour** dans la situation.

Si par exemple j'apprends que j'ai un cancer du sein et j'ai des enfants, si j'ai appris ce qui précède par ***Le grand dictionnaire des malaises et des maladies*** et que je continue de m'en faire encore et encore pour mes enfants, ça ne réglera pas la situation. Si même on m'enlève les deux seins et que je continue à m'en faire pour mes enfants, ça va se propager ailleurs dans mon corps.

J'ai lu dans un journal, il y a quelque temps, un article sur la prévention du cancer du sein. On y disait entre autres qu'aux États-Unis, si l'histoire génétique d'une femme, soit sa mère, sa grand-mère, sa sœur, révèle que l'une de ces dernières a eu le cancer du sein, alors par prévention, on enlève les deux seins à cette femme avant qu'elle ne développe le cancer.

J'ai réagi parce que je me demandais ce qu'on allait faire si, dans l'historique d'une personne, il était question d'un cancer du cerveau. Vont-ils enlever le cerveau? Je me disais : « *Restons calmes, car il y a toujours quelque chose de positif dans une telle situation.* » Essayons de voir ce qu'il y a de positif.

Je me dis que ça aide peut-être. Si une personne se dit que sa mère, sa grand-mère, sa sœur sont décédées du cancer du sein et qu'elle a peur que ça lui arrive aussi, tout cela crée un stress. Il y a plus de risques que ça arrive parce que la personne va être stressée. Donc, le fait d'avoir cette opération va peut-être aider. Cependant, attention! Il peut arriver autre chose. En fait, peut-être que dans quelques années, après qu'une femme se soit fait enlever les seins, elle se sentira moins femme pour elle-même, pour son conjoint, parce qu'elle aura perdu cette partie d'elle-même qui représentait sa féminité. Elle pourra se sentir dévalorisée encore et encore, et si ça devient un « surstress », elle pourra développer alors un cancer des os[31].

Il reste à savoir quel est le pourcentage de personnes à qui on a fait l'ablation du sein qui pourrait développer, dans cinq, sept ou dix ans, un cancer des os parce que cette expérience aurait été dévalorisante. Tout ça pour dire qu'il faut réintroduire l'**amour** dans la situation, comme je l'ai dit auparavant. Il y a un mécanisme qui est vraiment important dans le cerveau : tout ce qu'il cherche, c'est à diminuer le stress.

Voyons comment cela fonctionne. Si par exemple j'ai peur de tomber de ma bicyclette, je crée un stress : la solution pour le cerveau, c'est de tomber, parce que si je suis tombé, **je n'aurai plus peur de tomber**. La solution pour le cerveau de la peur d'être en retard, c'est d'être en retard. Il se peut que ça m'incommode beaucoup, d'être en retard, mais je n'aurai plus le stress d'être en retard, puisque je le suis. Même chose pour le cerveau si la personne a peur d'être violée ou d'avoir le cancer du poumon. C'est le fonctionnement du cerveau qui est comme ça.

Il est donc important de trouver ce qui me préoccupe, ce qui me met dans un état de stress. Je donnais une conférence il y a quelque temps sur le décodage des malaises et maladies. J'ai demandé à des gens quelles maladies ils aimeraient le moins avoir, celles qui les répugnent le plus. Il y a eu des réponses comme le cancer, la sclérose en plaques et autres maladies. Ce qui est intéressant, c'est que lorsque j'allais voir dans ***Le grand dictionnaire des malaises et des maladies***, je lisais quelles émotions étaient en lien avec ces maladies. Il n'y a pas de hasard : pour la personne qui avait peur de développer la sclérose en plaques, c'était la peur de tomber. Cette personne avait effectivement, dans sa vie, la peur de tomber[32].

Elle ne développera peut-être jamais la sclérose en plaques, mais elle avait des émotions ou des pensées en lien avec la maladie dont elle avait peur. Chez elle se retrouvait, en fait, la peur de tomber. Le stress pouvait être léger (10%) et non important (50% et plus). Il se peut que

31 Le cancer des os est souvent relié à de la dévalorisation.

32 Tomber peut avoir plusieurs sens : la personne est tombée et a eu peur pour sa vie, quelque chose est tombé et elle aurait pu mourir, quelqu'un l'a laissée tomber, etc.

je ne développe jamais cette maladie, toutefois c'est impossible que j'aie pu penser que telle maladie me faisait peur ou que je ne voudrais absolument pas l'avoir et que ce ne soit pas lié à ma sphère émotive, affective. C'est certain.

J'ai une amie qui a collaboré au *Grand dictionnaire des malaises et des maladies*, qui vivait toutes les émotions d'une personne qui a la sclérose en plaques[33]. Elle se disait alors qu'elle avait ça en elle et qu'elle devait tout de suite commencer à travailler cela, sinon, dans quelques années, si elle vivait un « surstress », elle risquait alors de développer cette maladie. Elle a donc travaillé, a fait une thérapie, une psychothérapie et autres exercices. Deux ans sont passés, nous nous sommes revus à Chamonix au pied du Pic du Midi. Nous étions dans le téléphérique, elle m'a dit alors qu'elle n'avait plus peur de tomber. Mon amie travaillait pour une compagnie aérienne et en avion, elle n'avait pas peur, mais lorsqu'elle allait dans les grandes roues dans les foires, curieusement, elle avait « peur de tomber ». Après avoir travaillé sur ces émotions, c'est parti, c'est disparu, ce qui fait qu'aujourd'hui, elle a peu ou moins de risques ou encore pas du tout de développer cette maladie. Lorsque je suis capable d'identifier l'émotion à l'origine de mon stress, ça peut me donner une indication sur laquelle travailler à l'intérieur de moi.

Tous les changements alors doivent se faire au niveau du cœur♥.

Si je regarde dans le *Grand dictionnaire des malaises et des maladies*, chaque fois qu'il y a le mot « accepter↓♥ », il y a toujours une flèche vers le bas et le cœur♥ à côté. Qu'est-ce que ça veut dire? Ça veut dire accepter↓♥ en commençant par la tête en direction du cœur♥. Accepter↓♥, ici, ne veut pas dire que je suis d'accord. Accepter ↓♥ veut dire que j'accepte↓♥ que j'aie quelque chose à comprendre et comprendre, ici, ne veut pas

33 Sclérose en plaques : le conflit principal se rapporte à tout ce qui est en lien avec le mot « tomber », réel ou virtuel.

dire dans la tête. Comprendre veut dire dans mon cœur♥. Lorsque cette acceptation↓♥ se fait, la compréhension se réalise au niveau du cœur♥, la guérison s'installe, parce que c'est au niveau du cœur♥ que **le conflit a son origine, par une interprétation d'un manque d'amour**.

Si j'ai interprété qu'il y avait un manque d'**amour**, ça crée un conflit, qui crée le « surstress » psychologique qui se transforme en stress biologique sous forme de maladie. Si je réintroduis de la compréhension au niveau du cœur♥ ou de l'**amour** dans la situation, il n'y a plus de conflit, plus de « surstress ». Le corps va alors rebrousser chemin quant à ce qu'il a enclenché comme processus, pour mener à la guérison.

Tout cela explique pourquoi il y a des guérisons miraculeuses : parce qu'il y a une compréhension au niveau du cœur♥. Cet aspect est important. Je peux me demander ce que ça donne, d'identifier le conflit. J'identifie le conflit, je le travaille, je règle le conflit et je guéris, et ensuite si j'ai d'autres maladies, je règle encore le conflit, j'insuffle de l'**amour** et je guéris, mais globalement, quel est ce processus? En effet, je trouve que je ne parle pas assez du *pourquoi* je dois faire tout ce chemin. Ce qu'il faut comprendre, c'est que :

Le conflit est survenu à la suite d'une interprétation d'un manque d'amour, que ce soit conscient ou inconscient.

Quand je réintroduis de l'**amour** dans la situation et que je guéris, je me retrouve avec plus d'**Amour**, plus de Sagesse, plus de Liberté. C'est ce qui est important. Donc, ma **conscience** s'ouvre davantage. Je suis plus conscient de qui je suis. Je suis plus conscient de ma place dans l'univers. C'est un message d'**amour**. C'est pour ça que **la maladie est un message d'amour à comprendre**. Quand c'est compris, quand j'ai réintroduit de l'**amour** dans la situation,

- Je me retrouve avec plus d'**Amour**.
- Je me retrouve avec plus de Liberté.
- Je me retrouve avec plus de Sagesse.

C'est ici que je comprends la raison pour laquelle tout le processus est enclenché : c'est pour m'aider dans mon cheminement, dans mon évolution spirituelle. La maladie est souvent vue comme négative, comme si je n'avais pas eu de contrôle et que je me retrouve malade. En fait, lorsque je regarde mon entourage, je peux me demander jusqu'à quel point c'est une bonne chose. Oui, c'est souvent une bonne chose et je m'explique. La mère d'une amie a fait un infarctus; mon amie trouvait que sa mère à la suite de la maladie avait une plus grande ouverture du cœur♥. Les gens qui sont malades remettent parfois en question bien des choses et revoient les priorités dans leur vie. Lorsqu'ils sont guéris, leur vie est changée. C'est comme s'ils avaient compris une chose, comme si la maladie leur avait fait comprendre cette chose.

Je peux aussi avoir une maladie, et dans les semaines et les mois qui vont suivre, je vais quitter ce monde. Cependant, si je reste conscient et demeure ouvert en ce qui concerne la maladie, il y a peut-être une chance que je quitte ce monde avec plus de **conscience**, en étant beaucoup plus serein[34]. Je ne suis pas certain que l'on doive toujours guérir les maladies. Ça dépend de la raison d'être de la maladie, c'est-à-dire de ce qu'elle apporte dans mon évolution. Lorsque je suis capable de comprendre[35] ce qui se passe, j'ai plus de chances que la santé soit rétablie.

Au sujet du *Grand dictionnaire de malaises et des maladies*, j'ai commencé ce manuscrit en janvier 1991 et en 1996-1997, j'ai suivi des ateliers sur les conflits reliés à la maladie. On y disait entre autres que l'interprétation des conflits était précise comme des lasers, par exemple pour le diagnostic du diabète. On disait de cette maladie qu'elle était liée à de la résistance et de la répugnance. J'ai eu un choc, car résistance et répugnance, ce n'est pas ce que j'avais vérifié depuis des années. J'avais toujours interprété cela comme de la tristesse profonde. Je me suis dit que la personne qui donnait l'atelier était compétente, alors j'ai pensé

34 Voir dans le *Dictionnaire* au mot « **Mort** » ce qui y est mentionné : que la personne « peut guérir » en **conscience** au moment où elle quitte son corps définitivement.

35 Comprendre ici veut surtout dire **comprendre au niveau du cœur♥**.

que mon manuscrit était dépassé, qu'il était bon pour la poubelle. Lucie Bernier, qui collaborait au dictionnaire, suivait avec moi ces ateliers. Nous avons eu à en parler. En fait, pour en revenir à la tristesse profonde, j'avais remarqué que lorsque je rencontrais quelqu'un qui était diabétique, je lui demandais depuis quand il l'était, depuis quelle date, ce qui s'était passé au cours des six mois précédents, quel événement avait pu le rendre triste.

Les réponses venaient tout de suite. Une dame disait que son fils avait eu un accident de moto et qu'elle était allée à l'hôpital. Il avait les deux jambes dans le plâtre. C'était pour elle insupportable. Elle avait ensuite développé le diabète. Un autre m'a avoué que sa mère était morte dans ses bras : il disait qu'il ne pourrait jamais l'oublier pour le reste de ses jours. Il a développé un diabète pendant les jours qui ont suivi ce décès.

La personne qui a collaboré au dictionnaire me disait que nous parlions plutôt dans ce livre des émotions. Si quelqu'un vit alors de la résistance et de la répugnance relativement à certaines situations, cela va causer de la tristesse profonde. Ainsi, pour le diabète, résistance, répugnance, c'est le conflit biologique relié à la maladie. J'ai laissé aussi dans le Dictionnaire tristesse profonde : cela concerne plus les émotions.

Précédemment, j'ai parlé des peurs et j'ai mentionné le stress. Le stress peut venir aussi de mes peurs. Il y a six peurs fondamentales :

- la peur de la mort;
- la peur de la pauvreté;
- la peur de la vieillesse;
- la peur de la critique;
- la peur de la maladie;
- la peur de perdre l'**amour** de quelqu'un.

Je peux donc relier le stress aux peurs à un degré ou un autre. Ce n'est ni le gouvernement, ni la famille, ni mon partenaire, ni mes enfants qui contrôlent ma vie, ce sont mes peurs. **Ces peurs peuvent m'amener à vivre un « surstress ».** Je sais maintenant que si je vis un « surstress », le cerveau va chercher à diminuer ce stress en prenant la solution la plus appropriée.

Si je me libère de toutes ces peurs et que :

- Je n'ai plus peur de la mort,
- Je n'ai plus peur de la maladie,
- Je n'ai plus peur de la pauvreté,
- Je n'ai plus peur de la critique,
- Je n'ai plus peur de perdre l'**amour** de quelqu'un,
- Je n'ai plus peur de la vieillesse,

que se passera-t-il alors dans ma vie?

Il se passe ceci : je fais ce que je veux, quand je le veux, comme je le veux, de la façon que je le veux. Je peux quitter mon emploi, oui, mais on me répondra que j'ai besoin d'argent. Non, parce que je n'ai plus peur de la pauvreté. Je peux exercer une autre action et quelqu'un me dira : « *Regarde ce que les autres vont penser.* » Non, car je n'ai plus peur de la critique, même si je dois toujours agir avec discernement.

La conclusion en est la suivante :

Lorsque toutes ces peurs fondamentales sont à zéro, j'ai atteint ce que j'appelle la Réalisation de Soi.

Je peux faire justement ce que je veux, comme je le veux, quand je le veux et de la façon que je le veux.

Lorsque je réduis une peur à zéro, j'ai remarqué chez les gens un changement phénoménal comme ces gens qui ont vécu une NDE, **N**ear **D**eath **E**xperience (des expériences proches de la mort ou de mort clinique). Ces gens ont vu la **lumière**, leurs parents ou amis décédés. Ils ont senti un état de bien-être qui existait en dehors du corps. Lorsqu'ils sont revenus, ils ont gardé le souvenir de cette expérience qu'ils ont vécue. La peur de la mort partagée par la plupart des gens n'existait plus pour eux. Cela ne veut pas dire que si cette peur n'existe plus, ils veulent quitter ce monde le plus rapidement possible. Ils savent cependant que lorsqu'ils vont le quitter, ils se retrouveront dans un état de bien-être et ils sont conscients de cet état. Donc, se libérer simplement d'une des six peurs fondamentales peut changer ma vie de façon radicale.

Je comprends donc pourquoi cela peut aider à diminuer le stress. Des études sérieuses sur les gens qui sont impliqués dans des mouvements spirituels ou religieux révèlent qu'ils courent moins de risques de développer des maladies cardiovasculaires, comme une tension artérielle supérieure à la normale ou un infarctus. On peut comprendre le lien avec le stress : si je suis impliqué dans un mouvement religieux et que beaucoup de difficultés se présentent dans ma vie, je peux y voir une sorte de défi à relever. Je peux me dire alors que Dieu m'éprouve, mais savoir qu'il m'accompagne et que je vais puiser la force en lui au travers de cette épreuve. Mon stress est ainsi diminué.

Si la mort est présente et que je me dis que ce n'est pas grave, que je vais aller au paradis, que j'irai rejoindre les êtres chers que j'ai connus en ce monde et qui sont partis avant moi, je vois encore une fois que le stress lié à la mort diminue, parce que dans ma croyance, il y a cet au-delà. En fait, même si des difficultés se présentent, je peux penser que je serai protégé, que je serai guidé vers la meilleure solution pour moi. Je peux prier et je serai exaucé. Le stress encore une fois sera diminué. Voilà pourquoi des gens impliqués davantage dans un mouvement religieux ou spirituel expérimentent une diminution générale du stress.

Et si le stress est diminué, il y a moins de risques que la maladie apparaisse. Je dirais donc que dans ma vie, j'aurais davantage à profiter de tous les moyens utiles pour diminuer la tension et le stress. Ces moyens peuvent être différents : il faut user de discernement. Si je prends de la marijuana pour diminuer mon stress, je peux penser que c'est bon, car à court terme, ça le diminue. Mais je peux aussi développer une dépendance à ce produit ou à cet état, ce qui peut m'amener à vivre encore plus de stress. C'est comme un couteau à double tranchant, il faut faire attention.

Par conséquent, au sujet du stress comme des émotions et des pensées qui peuvent m'amener à vivre plus de stress, *Le grand dictionnaire des malaises et des maladies* révèle des pistes d'investigation. Je l'ai mentionné : en toile de fond, il y a toujours la responsabilité.

Cette notion de responsabilité à 100% me rend pleinement mon pouvoir.

Je vous dis tout cela, je suis devant vous : sachez que je pratique ces règles. Si je suis en voiture, que se produit un événement désagréable pour moi, la première chose que je dis, c'est **Merci**. Je suis responsable et ça m'aide à trouver pourquoi c'est arrivé. Par exemple, au printemps 2002, je me sentais fatigué. Je devais faire une session d'ateliers au printemps en France et une amie m'a fait la remarque que je devrais me reposer, au lieu de donner des ateliers, que j'étais fatigué. Elle a ajouté que je devrais peut-être chercher en France un monastère où me reposer quelques jours. J'ai répondu oui, car je me sentais fatigué. Cinq jours avant de partir pour la France, c'était au mois de mars, j'étais à Québec. Je descendais un escalier pour me rendre à un commerce et j'ai glissé, je me suis cassé une jambe.

Quelle est la première chose que je me suis dite lorsque j'ai entendu « crac », car je savais bien que ma jambe était cassée? La première chose que j'ai dite, c'est **Merci**, sans trop savoir pourquoi. C'est bien beau, de dire des choses et de les enseigner, mais il faut les mettre en pratique. J'ai dit **Merci** pour rester ouvert. Il y avait une raison pour laquelle c'était arrivé. En fait, au cours des semaines qui ont suivi, j'ai perçu que j'aurais pu avoir une légère fracture du crâne. J'aurais alors été dans le coma pendant quelques jours, mais ce n'est pas arrivé. J'ai aussi vu que j'aurais pu avoir quelques fractures des côtes. Ce n'est pas arrivé non plus.

Sans trop savoir pourquoi, j'ai dit **Merci**. Cette technique du **Merci**[36] est importante, comme je l'ai mentionné plus haut. Je pourrais la mettre en application des centaines de fois dans la journée et ce serait bénéfique : ça m'aide à diminuer le stress. Je la pratique aussi pour d'autres choses, par exemple si la route est asphaltée, je dis **Merci** aux gens qui ont travaillé cette route, parce que c'est plus facile de conduire. **Merci** aux gens qui ont posé les lampadaires, les panneaux de signalisation. **Merci** aux arbres d'exister, au soleil de briller. J'apprends à dire **Merci** à tous les feux rouges que je rencontre, même si je risque d'être en retard au rendez-vous, parce qu'ils me protègent. Il y a peut-être une raison pour laquelle ça arrive.

Le simple fait de dire Merci aide à m'ouvrir et à diminuer le stress.

Lorsque mon stress est à zéro ou au plus bas, il y a plus de chances que je sois en contact avec ma voix intérieure, cette petite voix qui me guide, me protège et me donne le plus d'indications possible pour mes besoins dans la vie. Elle est toujours ici, même si je suis stressé. Je dirais que parfois, c'est plus facile de l'écouter, de la comprendre, quand je suis dans un état où mon stress est diminué.

Certains vont faire des exercices de méditation, de contemplation, pour les aider à être à l'écoute de leur voix intérieure. Quoi qu'il en soit, il s'agit que je prendre les moyens à ma disposition pour dire **Merci**. C'est un tout petit exercice, mais je peux le pratiquer dix, vingt, trente, cent fois dans la journée. Je vois en peu de temps que l'énergie se met à changer en moi de façon positive, quand j'utilise la technique du **Merci**.

Je dis **Merci** aussitôt que j'ai une maladie. Je dis **Merci** à mon cerveau qui a pris la meilleure décision. Ça aide à diminuer le stress. Je ne dis pas **Merci** parce que je suis content de souffrir et que je vais peut-être quitter

---

36 **La technique du Merci** est expliquée dans le livre *ATMA, le pouvoir de l'**Amour*** et aussi dans le livre *Le pouvoir des mots… qui me libèrent!*.

ce monde. Je me dis qu'il y a une raison à tout cela et je fais confiance à la partie divine en moi-même, que je l'appelle **Âme**, la **conscience** ou n'importe comment. C'est à cette partie que je dis **Merci**, car pour l'**Âme**, que je vive une expérience heureuse ou malheureuse, c'est une expérience. En tant que telle, c'est toujours positif, spirituellement parlant : c'est un enrichissement, parce que c'est une expérience de plus qui peut m'aider à devenir plus conscient de moi-même.

Il y a une autre façon de diminuer le stress. J'ai produit deux méditations guidées : *ATMA, Guide de relaxation et d'harmonisation et ATMA, le corps de Cristal, le corps de Lumière.*[37] Ces deux méditations ont été faites dans un but de guérison, d'ouverture de **conscience**. Si j'écoute l'une ou l'autre de ces méditations, ça aide à diminuer le stress que j'ai pu accumuler dans la journée ou encore je peux écouter une méditation le matin pour avoir moins de stress avant de commencer la journée. J'ai connu une personne à Québec qui a subi des greffes de peau et quand elle écoutait l'une des méditations, elle ne ressentait plus la douleur causée par les greffes. Ça aide les gens à intégrer ce qui se passe pour eux. Ça peut aider les enfants à apprivoiser leur corps physique, à accepter↓♥ davantage d'être dans ce monde.

Comme tout le monde, je pleure lorsqu'il y a des personnes proches qui décèdent. En fait, si je considère le point de vue spirituel, j'aurais plus envie de pleurer quand un être vient au monde, parce qu'il part des mondes de **Lumière** et il est comme enfermé dans un monde de matière. Lorsque je pars, je laisse mon enveloppe terrestre et je m'en vais vers un monde plus large, vers plus de **lumière**. C'est pour cette raison que les bouddhistes et les hindous fêtent beaucoup leur mort, parce que lorsque j'ai terminé mon temps sur la Terre, je suis libéré. C'est pour eux une grande joie, une grande fête de savoir que quelqu'un a été libéré.

Lorsque je parle de la méditation guidée, les gens répondent : « *Je n'ai pas 45 minutes de disponibles, je n'ai pas le temps.* » Ce qui est intéressant, c'est que je peux écouter la méditation avant de me coucher : même si je m'endors dans les minutes qui suivent, la méditation continue et tout est enregistré dans le cerveau, alors ça aide grandement à diminuer le stress.

---

37 Disponibles sur iTunes

J'ai envie de dire que c'est une gymnastique intellectuelle ou spirituelle qui m'aide à être plus ouvert et à diminuer le stress de la vie de tous les jours. Une autre façon de diminuer le stress, c'est de se mettre en contact avec davantage d'énergies spirituelles. Il y a un mantra[38], un enregistrement, qui s'appelle *HU, le chant de l'Univers*[39]. **HU** est un mantra spirituel. Dans la première partie du disque, on entend uniquement les voix qui chantent le mantra et dans la deuxième, le mantra est accompagné par la musique. Je peux pratiquer ce mantra spirituel, ce chant spirituel.

Il est dit que le HU est le nom secret de Dieu, le nom le plus ancien qu'il y aurait dans l'univers, le son avec les vibrations les plus élevées que l'on peut prononcer avec la voix humaine.

Il s'écrit **HU**, il se prononce *Yi ou-ou-ou*. Je peux fermer les yeux et me concentrer sur la racine du nez, entre les sourcils, comme si je mettais une pièce de 10 centimes à cet endroit que j'essaie de regarder avec attention et non pas en forçant de quel côté elle se trouve.

Il peut se produire quelque chose, une **lumière** bleue ou une étoile peut apparaître, je peux me retrouver en dehors de mon corps. Je ne pourrai vivre que des expériences qui sont en harmonie avec ce dont je peux avoir besoin. On recommande de faire cet exercice pas plus de

38 **MANTRA** : le mantra est une formule condensée formée d'une seule syllabe ou d'une série de syllabes qu'on répète de nombreuses fois suivant un certain rythme pour aider à ouvrir la **conscience**.

39 Disponible gratuitement pour téléchargement au https ://soundcloud.com/jacques-martel-atma.

20 minutes, au début, parce qu'il peut se passer des changements et de la même façon si je m'étends au soleil une ou deux heures et que je ne le sens pas à cause du vent qui souffle, je me retrouverai peut-être le soir avec un coup de soleil. Il est certain que ce sont des énergies qui nous changent. C'est comme si l'exercice prenait toutes mes cellules, tous mes atomes qui s'insèrent davantage dans un courant spirituel. Ce mantra est universel. Il n'appartient à personne. Puisqu'il peut aider à diminuer mon stress mental et celui de tout mon corps, c'est un outil que je peux utiliser.

Mais je peux me demander ce que je peux bien faire avec tout cela. C'est bien d'avoir des connaissances, mais que vais-je faire avec elles?

Ce n'est pas ce que je sais qui est important, c'est en effet ce que j'en fais.

Je peux dire que tout cela diminue le stress, change mes pensées, change mes émotions, me rend plus positif, de dire **Merci**, d'écouter des méditations guidées, de faire un mantra spirituel. Mais qu'est-ce que je retiens de tout ça?

Si après avoir écouté cette conférence, je ne fais rien, je dirai simplement que je ne fais rien. Alors qu'en réalité, ce n'est pas vrai.

Tout ce que je viens d'entendre, je l'ai enregistré dans mon cerveau.

Si ce n'est pas aujourd'hui, si ce n'est pas demain, peut-être que dans un an ou deux, dans dix ou vingt ans, l'information reviendra. Peut-être qu'elle me mènera à la piste dont j'ai besoin pour me prendre davantage en main et développer ainsi la responsabilité à 100%, et dire **Merci** à la vie pour tout ce que j'ai. En fait, souvent il arrive que j'apprécie ce que j'ai, ce que j'avais, quand je le perds. La maison peut être détruite par un incendie quand je critiquais ce qu'il y avait dans cette maison. Après l'incendie, je réalise que j'avais quelque chose de bien entre les mains.

C'est aussi pour cette raison que le voyage aide à ouvrir la **conscience**. J'ai fait, pour ma part, quelques voyages en Inde. J'ai beaucoup moins tendance à critiquer, à porter des jugements sur l'endroit où je vis à Québec présentement. Je me dis que certains vivent sur les trottoirs avec très peu. Ces gens-là, en Inde, ont souvent une **lumière** dans les yeux, un grand sourire sur le visage. Je me demande alors pourquoi je me plains des petites pacotilles qu'il y a parfois dans ma vie ou des petites choses qui pourraient me manquer. Je me dis : « *Regarde ces gens, tu as à prendre exemple sur eux.* » C'est ce que j'ai à accepter↓♥ : tout cet **amour** avec une grande ouverture peut diminuer le stress dans la vie.

Donc, la maladie, **c'est un message d'amour à comprendre**. Voilà ce qui devait être compris, mais compris dans le cœur♥.

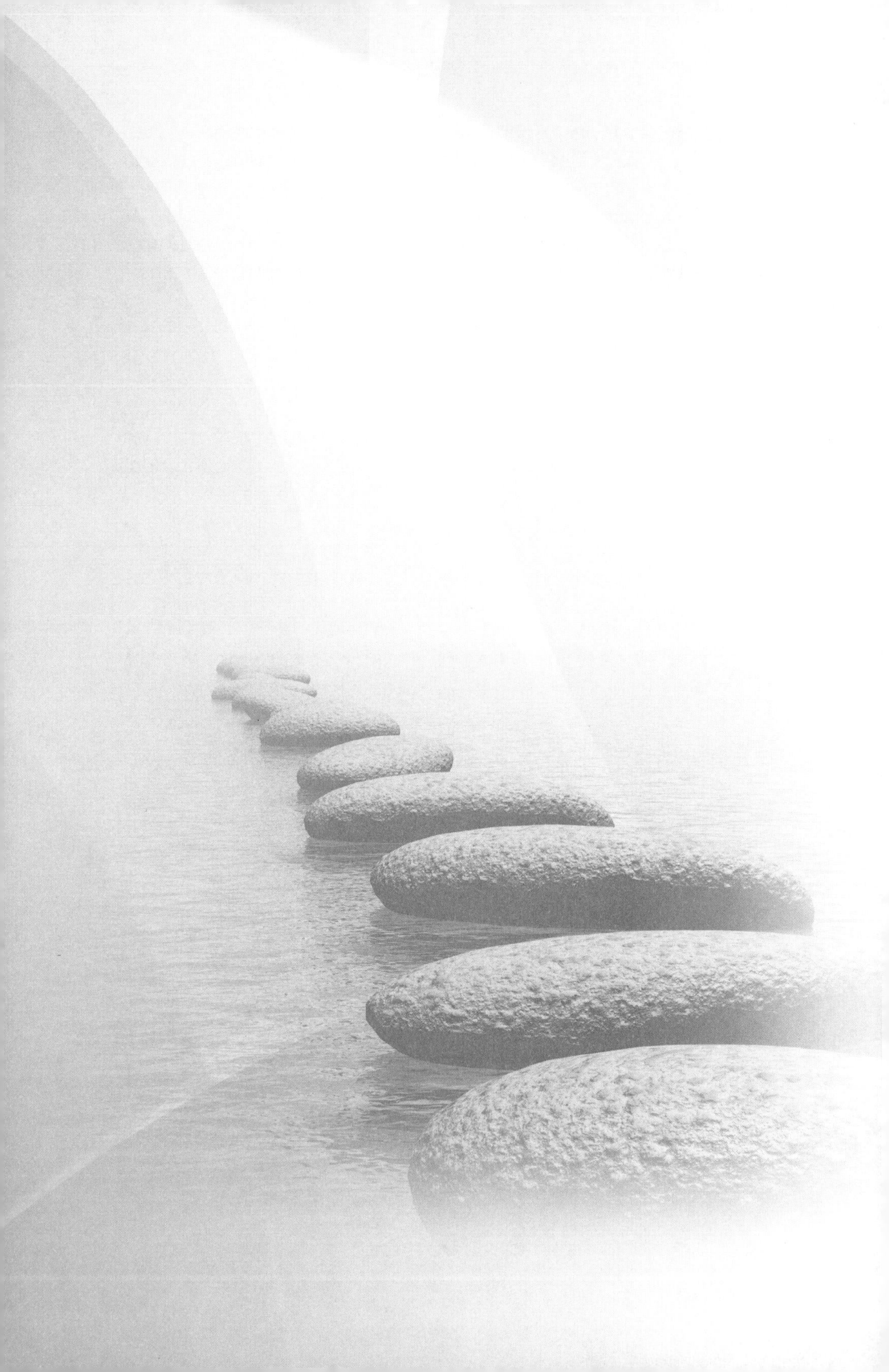

Comment être à l'écoute de sa conscience

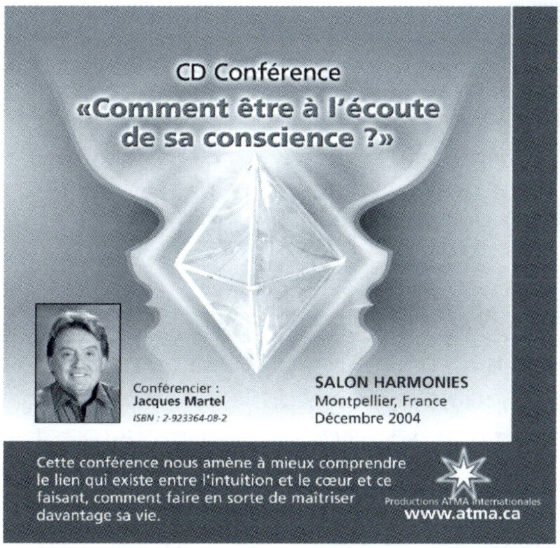

PRÉSENTATION :

Cette conférence m'amène à mieux comprendre le lien qui existe entre l'intuition et le cœur♥, et à faire en sorte de maîtriser davantage ma vie.

De façon simple, les choses me sont expliquées afin de pouvoir mettre en pratique tout le potentiel qui existe en chacun de nous. Je m'ouvre alors à une nouvelle compréhension de la vie, à un nouveau point de vue sur les événements de tous les jours, ce qui m'apporte ainsi plus de paix et d'harmonie.

Salon Harmonies à Montpellier en France, décembre 2004

Comment être à l'écoute de sa conscience

Bonsoir, merci d'être ici aujourd'hui à ce Salon Harmonies. Quelqu'un a assisté à la conférence d'hier et a trouvé que pendant les 15 premières minutes, je n'étais pas tout à fait là. J'ai dit oui, ça arrive, mais habituellement cela dure cinq minutes. Je dis aux gens de ne pas être surpris : quand je commence ma conférence, j'ai l'air de ne pas savoir ce que je vais dire. En fait, c'est le temps dont j'ai besoin pour me brancher sur l'énergie de la salle, et sur ce que je vais avoir à dire.

Je ne fais jamais de conférence toute faite d'avance. Je sais les grandes lignes de ce que je vais dire, mais ce n'est jamais dans le même ordre ou de la même façon. Sinon, je resterais devant vous et je mettrais un enregistrement, ce n'est pas pareil. Et ce n'est pas ça que vous attendez de moi. C'est une conférence qui va porter surtout sur **la Voix Intérieure**.

Appelons ça aussi l'intuition. Je tiens à avertir aussi que pendant cette conférence, des énergies de guérison vont circuler. Si, comme participant, je sens un peu plus de chaleur au niveau du cœur♥ ou au-dessus de la tête, n'importe où dans le corps comme des courants de chaleur qui passent ou des picotements, c'est normal. Cette énergie va circuler pour tout le monde ici et pour le meilleur de notre évolution. C'est une énergie d'**amour**, une énergie de **lumière**, qui circule pour apporter des changements d'ouverture de **conscience**.

Je vous parlerais de la pluie et du beau temps, ça aurait le même effet, spirituellement parlant, mais comme vous n'êtes pas venus ici pour entendre la météo, je vais vous parler d'autre chose. Quels sont ceux ici qui m'entendent pour la première fois? Des personnes courageuses…

Courageuses, oui, parce que parfois les paroles que je prononce peuvent déranger. Ce que j'entends, lorsque je suis auditeur, peut déranger mes habitudes, ça peut déranger ma façon de fonctionner ou la remettre en question. Aussi, dans ce que je dis, quand je parle au « je », je veux dire qu'il s'agit de chacun d'entre nous, je me retrouve et tout ce que j'exprime en conférence, soyez assurés que ce sont des choses que j'ai vécues à 10%, à 50%, à 99%, mais ça fait partie de mon vécu. Ce ne sont pas des connaissances que je suis allé chercher dans les livres, même si les livres, c'est intéressant : moi-même, j'en écris. La lecture aide à ouvrir la **conscience**. Souvent, ce n'est pas là que l'on va trouver des prises de **conscience**, mais ça peut aider à faire des connexions. Souvent, les prises de **conscience** que je vais trouver, **c'est par l'expérience**.

Certains maîtres spirituels ont dit : « *Ne croyez pas ce que je dis, mais expérimentez-le.* » Si, au cours de l'heure qui vient, je parle par affirmations, je ne vais pas toujours mettre des gants pour vous expliquer les choses : si je parle par affirmations, ça fait partie de mon expérience personnelle et chacun dans la salle est libre d'acquiescer ou pas.

Quelqu'un d'autre peut avoir une expérience tout à fait différente et quelqu'un d'autre peut avoir un point de vue tout à fait différent. C'est ce qui fait la beauté de chacun d'entre nous parce que nous sommes tous différents. Cependant, l'être humain est ce qu'il est quand il chemine spirituellement, au sens large du terme. Pour moi, le mot « spirituel » ne veut pas dire « religieux », entendons-nous bien…

Pour moi, la gravité, c'est spirituel; l'électricité, c'est spirituel; tout est spirituel. Il y a des lois spirituelles qui sont pareilles pour tout le monde. Quel que soit notre âge, la loi de la gravité est la même pour tout le monde. Différentes lois de la physique sont communes, y compris les lois spirituelles. Il y a un maître spirituel[40] qui disait un jour que :

La liberté ne peut exister qu'à l'intérieur des lois spirituelles.

Je vais prendre un exemple dans le domaine physique : la loi de la gravité est une loi qui n'est ni bonne ni mauvaise. Si je me jette du 10e étage, je me retrouve en bas, je risque d'avoir des os fracturés ou

40 Paul Twitchell (1908-1971)

encore ce seront les derniers moments que je vis en ce monde. Ce n'est pas la loi de la gravité qui est responsable de ce qui s'est passé. C'est une loi et elle n'est ni bonne ni mauvaise. C'est bien pratique pour tout le monde : je suis assis sur une chaise ou par terre et je n'ai pas besoin d'agripper des poignées vissées sur les murs pour me maintenir dans l'espace, pour m'empêcher de bouger s'il n'y avait pas la gravité qui me maintenait au sol.

Lorsque je suis assis confortablement, ça me convient très bien. Un avion, un Boeing 747, même s'il pèse des tonnes, lorsqu'il est à 39 000 pieds (11 886 mètres) dans les airs, il a le même poids. Je prendrais une balance et il pèserait le même poids. S'il peut être dans les airs, c'est grâce à une poussée contraire à la loi de la gravité. Mais la loi de la gravité existe toujours. Je peux ne pas connaître les lois spirituelles, mais elles agissent sur moi. Comme pour ce qui est de la guérison et des maladies, je peux ne pas connaître les lois de la biologie, mais elles fonctionnent quand même.

Je peux dire que moi, je ne crois pas à ça, que le « surstress » psychologique se change en « surstress » biologique sous forme de maladie dans un but de survie de l'espèce. Je peux dire que c'est insensé, je peux dire que c'est ridicule, **mais ça fonctionne comme ça**. C'était la même chose quand, il y a quelques centaines d'années, on disait que c'était ridicule de penser que la Terre tournait autour du Soleil. On disait que c'était le Soleil qui tournait autour de la Terre. Si je disais le contraire, à ce moment-là, j'étais excommunié, parce que dans les Écritures c'est ça qui était supposément mentionné. Aujourd'hui, je sais que c'est différent.

Entre la vérité et la réalité,
il y a une différence.

Je vis à une époque de changements, de changements culturels, sociaux, religieux, etc.

Combien y a-t-il de couples qui vivent 25, 30, 35 ans ensemble? Il y en a encore et c'est tant mieux, mais ça change vite, ce n'est plus le cas de la majorité. Combien de gens pratiquent une religion déterminée tout le reste de leur vie? Il y a beaucoup de changements dans ce sens-là. Combien peuvent dire aujourd'hui, maintenant : j'ai un emploi permanent, je vais le conserver jusqu'à la fin de mes jours, je n'ai plus à m'en soucier? Ce n'est pas tout à fait ça non plus. Donc, nous sommes en période de changements. Même la température est en changement, tout est en changement. Ça m'amène, en tant qu'individu – quand je dis moi, c'est chacun d'entre nous –, à chercher ce que je dois faire, ce qui est le mieux pour moi.

Qu'est-ce qui est le mieux pour moi? Si toutes les références fondamentales sont changées, à quoi vais-je pouvoir me fier pour m'indiquer la voie à suivre, au sens large du terme? Quand je dis la voie à suivre, c'est peut-être la voie à suivre pour mon nouvel emploi, la voie à suivre pour trouver la personne qui me convient vraiment afin de former un couple, la voie à suivre pour donner la meilleure éducation possible à mes enfants, la voie à suivre pour ma vie en général. **La réponse est ma Voix Intérieure.** Je fais quoi, avec ça? C'est un peu comme les gens qui disent : l'**amour**, l'**amour**, tout ce qui existe, c'est l'**amour**. Je reçois un coup de poing en pleine figure, c'est l'**amour**? Je suis heurté par la critique, par exemple, c'est juste l'**amour**? À un moment donné, peut-être que ça va changer, peut-être que je vais perdre courage, perdre mes illusions, donc écouter ma voix intérieure.

L'important, c'est d'expérimenter. Plusieurs d'entre vous me voient pour la première fois : sachez que j'ai une formation comme ingénieur électricien, très pratique pour le métier que j'occupe actuellement. Pour moi, c'est ainsi que la vie m'a amené à étudier les lois spirituelles et physiques. Comme j'étais porté à être dans les nuages, si je m'étais mis à étudier les lois cosmiques ou les autres lois, je serais allé encore plus haut que les nuages. Peut-être que je ne serais plus de ce monde tellement j'aurais décroché d'ici. J'ai été amené à étudier les lois spirituelles par le biais de l'électricité.

Moi, je sais voir, dans ces lois de l'électricité, les lois spirituelles et le fonctionnement de l'être humain. Quelle différence y a-t-il entre une ampoule de 40 watts et une de 100 watts? Certains vont me dire 60 watts : ce n'est pas la réponse que j'attends. Même s'il y a 220 volts aux bornes de chaque ampoule, pourquoi l'ampoule de 100 watts éclaire-t-elle plus que celle de 40 watts? C'est parce que pour l'ampoule de 100 watts, la résistance est plus faible. Si la résistance est plus faible, il y a plus de courant qui passe. S'il y a plus de courant qui passe, il y a plus de **lumière** qui est émise. Quand ma résistance personnelle face à la vie diminue, le courant augmente. Là, je deviens de plus en plus lumineux : c'est aussi clair que ça. Voilà les lois de l'électricité. À la limite, quand ma résistance devient zéro, le courant qui peut passer à travers moi est infini. La **lumière** que je peux dégager est potentiellement illimitée.

L'énergie que je peux dégager, cette aura[41] autour de moi, est potentiellement illimitée, dans les mondes physiques et les mondes spirituels. Quand ce moment de réalisation de soi, de Dieu, arrive en provenance des autres mondes, les gens qui regardent peuvent dire à ce moment-là qu'une étoile est née. C'est vraiment une **lumière** dans le ciel cosmique, qui vient de s'allumer. Je – quand je dis « je », c'est chacun d'entre nous –, je deviens cette nouvelle étoile, dans le firmament cosmique. Elle est appelée à briller de plus en plus à l'infini.

Comment entrer en contact avec ma voix intérieure? Je vais faire des suggestions ici pour vous donner quelques outils que chacun d'entre nous peut utiliser et que j'utilise encore. Je parlais avec quelqu'un, hier, et à un moment, on parlait du fait qu'on pouvait demander à être guidé et protégé. Il a dit : « *Pourquoi demander à être protégé? Demander à être protégé, ça suppose que je me sens en danger. Moi, ça ne me convient pas.* » Je lui ai répondu : « *Tu as raison. Mais moi, j'aime mieux demander à être protégé parce que n'importe quoi peut arriver même inconsciemment. Ça ne veut pas dire que je me sens en danger, mais je demande toujours la protection spirituelle. Je peux toujours demander à être protégé. Quand je suis protégé, je me sens plus libre, je me sens plus ouvert, je me sens plus moi-même et je me sens plus en contact avec moi-même.* »

J'ai des chances de dégager plus d'**amour** envers moi, premièrement, et envers les personnes que j'aime et qui m'entourent, deuxièmement. Quand j'imagine un cercle de **lumière** autour de moi ou que je suis comme dans une boule de **lumière**, ça fonctionne : je suis protégé.

---

41 **Aura** : atmosphère immatérielle qui semble émaner d'une personne. Une aura peut présenter différentes couleurs. Le « corps subtil », qui entoure le corps physique. De forme ovoïde, l'aura change de couleur selon l'évolution, l'état émotionnel ou la santé du sujet.

C'est curieux, de porter son attention sur la conséquence pour que la cause se manifeste. Ça enclenche automatiquement le processus suivant. Au niveau du troisième œil, à la racine du nez, et au niveau du cœur♥, pour que la boule de **lumière** existe, ça suppose que ces deux éléments soient allumés. Je n'ai pas besoin de le savoir. Je veux juste vous dire que la protection est intérieure. J'ai juste à penser ça et ça fonctionne. Comme je vous l'ai dit, pour 90% des gens, ça fonctionne comme ça, il ne faut pas chercher à changer ça. Des gens sont capables de se concentrer sur leur troisième œil et au niveau du cœur♥, ils manifestent la **lumière** automatiquement, ils sont aptes à ça. C'est tant mieux pour eux.

Qu'est-ce que ça fait aussi? J'ai dit que ça me protégeait de l'extérieur, de situations extérieures qui peuvent survenir, qui pourraient me perturber et qui pourraient perturber aussi mon jugement ainsi que l'appréciation que j'ai à faire de certaines situations ou de personnes. Ça me met davantage dans une situation où je suis à l'écoute de moi-même, de ce que je suis. Moins je suis perturbé par l'extérieur, plus j'ai de chances d'être à l'écoute de moi, de cette voix qui est à l'intérieur de moi. Ça, c'est pour l'extérieur.

En faisant le cercle ou boule de **lumière** autour de moi, ça me protège aussi de ma propre négativité. Ça augmente aussi ma **lumière** intérieure : la raison pour laquelle tout est plus clair est que je perçois que mon cœur♥ est plus ouvert et que mes pensées sont plus claires. Là où il y avait du doute, de l'incertitude, de la frustration à l'intérieur de moi, maintenant il y a plus de **lumière**. Il y a plus de **lumière** à l'endroit où étaient les parties d'ombre dans mon cœur♥ et mes pensées. C'est merveilleux pour n'importe quelle situation. Si je suis un père de famille ou une mère de famille, si j'ai à parler à mes enfants, je me mets dans la **lumière**. Je peux répliquer : « *Moi, je ne sens rien, je ne suis pas habitué à ça, je n'ai jamais fait ça.* » Ça fonctionne quand même parce que j'utilise la loi de l'assomption qui affirme : **faire comme si**... et **je fais comme si ça marche, je fais comme si ça fonctionne**. Je ne sens rien, d'accord, mais je fais comme si.

Je le décide, **je fais comme si**. Pendant des années, j'ai fait des choses, dans des ateliers, avec la **lumière** : je ne voyais rien, je ne sentais rien, **je faisais comme si**. J'avais de très bons résultats. Je me suis dit que ça marchait, même si je ne le sentais pas. C'est ça que je mettais en pratique : **je faisais comme si**. C'est une loi, elle n'est ni bonne ni mauvaise.

Si **je fais comme si** je suis déprimé, qu'est-ce qui va arriver? **Je peux faire comme si** tout va bien, l'huissier est passé, mes choses seront saisies. Ma voiture est cassée, mais je fais comme si ça va bien. On saisira peut-être mes biens, mais je maîtriserai plus ma situation.

Je remarque que je vais avoir moins de stress et c'est déjà ça de gagné. Peut-être que mon compte en banque ne sera pas plus rempli, mais **je fais comme si. Je fais comme si** je suis guidé et protégé, **je fais comme si**. Si je fais comme s'il peut m'arriver un malheur, le cerveau, lui, vient de recevoir l'ordre. Pour le cerveau, **faire comme si** veut dire égal. Ça m'amène à dire que je peux commencer dès aujourd'hui à **faire comme si**, comme si ma voix intérieure me guide constamment tous les jours. **Je fais comme si**. Peut-être que ma voix intérieure va me guider à 1% aujourd'hui, ce n'est pas beaucoup. Demain, ça pourrait être à 2%. Je ne vais pas loin avec ça non plus. Après-demain, peut-être que ça va être à 3%. C'est comme ça que j'ai commencé : si moi, je suis capable de le faire, alors vous pouvez le faire. **Faire comme si.**

Ce qu'il faut dire aussi, c'est que tous ces principes, je les simplifie le plus possible. De la même façon, en tant qu'**Âme**, **je suis Âme** et je n'ai pas une **Âme** : c'est faux, je n'ai pas une **Âme**, **je suis Âme**. Si je dis **mon Âme**, c'est l'**Âme** de qui? C'est à moi, mais moi, qui est-ce? C'est l'**Âme**, c'est ça : je suis **Âme**. Non pas que j'aie une **Âme**. Dire que j'ai une **Âme**, c'est rapporter l'**Âme** au niveau du mental.

Je suis Âme, ou l'Âme que je suis.

- L'**Âme** que je suis a un corps physique.
- L'**Âme** que je suis a un corps émotionnel.
- L'**Âme** que je suis a un corps mental.
- L'**Âme** que je suis a un corps spirituel.
- **Mais c'est l'Âme que je suis.**

Cette **Âme** que je suis – et quand je dis « je », c'est chacun d'entre nous –, l'**Âme** que je suis vit au-delà des mondes de matière, d'énergie, d'espace et de temps.

En tant qu'Âme je peux tout, je sais tout, je suis partout, mais je ne le sais pas complètement encore.

Vous savez, dans les livres traitant de motivation, **tout est possible** et **j'ai un potentiel infini** : tant mieux si je me dis ça. Ça aide à déprogrammer certaines choses. Si **je fais comme si** je peux tout, si **je fais comme si** je suis partout et si **je fais comme si** je sais tout, alors les choses vont commencer à changer dans ma vie. Naturellement, si je me dis que je ne suis pas capable, que je ne le sais pas, que je ne sais pas si je vais y arriver : ce sont tous des « comme si » négatifs. Ça ne veut pas dire que je dis que tout va bien. Il se passe des choses qui de prime abord ne me conviennent pas, alors je me ressaisis en me disant que tout va bien afin de garder plus de contrôle sur la situation et de faire ce qu'il faut pour améliorer cette situation.

J'ai un accident et je me dis : tout va bien[42]. Ce n'est pas ça, il faut être réaliste aussi.

42 Je peux utiliser aussi la technique du « Merci » dans un tel cas. Cela est expliqué dans les livres *ATMA, le pouvoir de l'Amour* et *Le POUVOIR des MOTS… qui me libèrent!* (de Jacques Martel, aux Éditions ATMA Internationales).

Cependant, en conscience
je peux dire que
je peux tout, je sais tout
et je suis partout.

Quand je me suis mis à appliquer ça il y a quelques années, une vingtaine d'années, des gens en ont été beaucoup irrités. Quelques personnes disaient : « *Tu nous énerves, on dirait que tu sais tout.* » Elles avaient raison. Pour la **conscience** humaine, non, mais dans ma **conscience** spirituelle, oui. Si je pars du principe que je ne le sais pas, est-ce que je vais le savoir? Je pars du principe que je le sais et à ce moment-là, des idées me viennent et elles ne me seraient pas venues autrement puisqu'en tant qu'**Âme** je sais tout. Je suis ouvert et je désire sentir l'expérience, capter les connaissances, voir la réponse dont j'ai besoin parce que je sais tout. Je peux plus facilement aller chercher de l'information.

Le mot « **ici** » est important. Il faut faire une différence entre je pense, je crois et je sais. Dans mes ateliers, j'apprenais aux gens à dire **je sais**[43]. On m'a dit, lorsque j'étais jeune, que si je disais « je sais », c'était prétentieux, et je continue à penser que c'est prétentieux. C'est comme quand j'ai mis ma photo sur le livre ***Le grand dictionnaire des malaises et des maladies***, je l'explique dans un de mes livres. Ici[44], si on n'est pas connu et qu'on met sa photo sur la couverture d'un livre, c'est considéré comme prétentieux. Chez nous, au Québec, c'est plutôt considéré comme une présence. Les gens penseront ce qu'ils voudront, mais pour moi, cela correspond en effet à **une présence**.

---

43 **Je sais** : plus d'explications sont données dans le livre *Le POUVOIR des MOTS... qui me libèrent* (de Jacques Martel, aux Éditions ATMA Internationales).

44 En parlant de la France.

En fait, j'ai reçu l'information intérieurement de la mettre dessus[45], même si personnellement, ça me dérangeait. Il[46] m'avait été dit : « *Tu mets ta photo sur la couverture.* » Bon, OK, j'écoute.

Autre chose : je ne peux pas dire que je sais cuisiner, c'est à peine si je peux faire des œufs au plat avec du bacon et du pain grillé. Donc, **je sais** cuisiner à 2%, mais **je le sais**. **Je le sais** à 2%, je sais cuisiner, **je le sais**. Peut-être que dans un mois ou deux, si c'est quelque chose que j'ai envie d'apprendre, je vais le savoir à 5%, à 10%. Peut-être que je ne le saurai jamais à 90% parce que ce n'est pas mon but de devenir un chef cuisinier, **mais je sais**. Je sais repasser des chemises, peut-être que ça me prend une heure pour en repasser une, mais au moins **je le sais**. Je sais en plus que ça prend une heure.

Chaque fois que j'utilise les mots « Je sais », je me connecte à une qualité de l'Âme que je suis et qui sait tout.

Est-ce qu'on voit ici que je construis avec des **je sais**? **Je sais, je sais, je suis capable, je sais, je sais, je sais**. Si quelqu'un dit : « *Je ne sais pas comment élever des enfants.* » Ne me dis pas ça : tu les as mis au monde, tu fais ton possible. Peut-être que je le sais à 40%, à 60%, mais **je sais**. Je vais construire à partir de ce que je sais. Je peux en savoir plus dans un mois, dans six mois, dans un an, **je sais**. Est-ce que je prends **conscience** que si je pars du principe que je ne le sais pas, même si ça passe à côté de moi, je ne le saurai pas plus? **Si je pars du principe que je le sais, ça va passer à côté de moi et je vais capter la connaissance.**

---

45 Ici je parle de la première édition du livre : ma photo paraissait sur la couverture.

46 Les guides de **lumière**.

Ce principe-là est très important, si j'étudie ou pour n'importe quel apprentissage. Si j'étudie, par exemple la chimie, je n'ai pas à apprendre les lois de la chimie, pourquoi? **Parce que j'ai simplement** « **à m'en rappeler** ».

Je n'ai pas à les apprendre, j'ai à m'en rappeler, parce que je sais tout. Ça fait toute une différence en ce qui concerne la capacité d'apprentissage, parce qu'au lieu de dire que je vais chercher les lois de la chimie <u>à l'extérieur de moi</u>, lois que je ne sais pas, je vais les chercher <u>à l'intérieur de moi</u>.

Oublions cette étape. Je l'ai à l'intérieur de moi, j'ai juste à m'ouvrir **à la connaissance que j'ai déjà**, c'est plus rapide, c'est beaucoup, beaucoup plus rapide, parce que je l'ai déjà. C'est une question d'ouverture. **L'Esprit, c'est comme un parachute : ça fonctionne quand c'est ouvert** et lorsque c'est fermé, on sait ce qui arrive avec un parachute. Regardez la télé, amusez-vous. Amusez-vous avec n'importe quel homme politique ou sportif. Remplacez tout ce qu'il dit, les « *je pense* », par des « *je sais* »… ouf! la puissance que ça va donner à son discours, **je sais, je sais**. Peut-être qu'il ne sait pas à 100%, c'est ça, mais il sait. Je ne sais cuisiner que deux œufs au plat avec bacon, mais **je sais**. Voyez-vous, ça fait toute la différence, quand je dis des « **je sais** » : ça se peut qu'on me considère comme prétentieux; l'important, c'est que moi, je sache que ce n'est pas par prétention que je le fais. Quand je dis **je sais**, je suis branché : il y a plus de chances que je sois branché sur Cela en disant je sais. Quand je dis je pense ou je crois, je suis branché sur mon mental ou mes émotions, c'est un choix. C'est un artifice du mental de dire je sais, je suis donc davantage connecté à l'**Âme** que je suis qui, elle, **sait tout**.

Le mental est un très bon outil,
mais un très mauvais maître.

Je pourrais lui dire merci cent fois par jour : c'est un bon outil, mais un outil. Ce n'est pas lui, mon mental, qui doit prendre le contrôle de ma vie. **Il est à mon service** : pour tout ce que je lui ai demandé jusqu'à ce jour, il a fait au mieux, **je lui dis Merci**. Je lui demande même de m'aider à fonctionner d'une nouvelle façon avec les nouveaux principes, les nouveaux schémas, **je lui dis Merci**. C'est un bon outil, mais un mauvais maître. Je dis, **je sais**. Dans ma phrase, je remplace tous mes « je pense » par des « **je sais** » : je vais voir la différence. **Ça a fait une énorme différence pour moi.**

Je peux m'amuser, en regardant la télé, à écouter les gens qui font des commentaires. Je pense ceci, je pense ça, je pense, je pense, je pense, je sais, je sais. Je sens quelque chose d'autre qui se manifeste. Je sens que je suis branché sur un autre niveau de **conscience** en disant **je sais**. Hier, une personne devait partir et ne pouvait pas assister à une conférence, et elle disait : « *C'est triste, je dois partir, ce n'était pas prévu.* » Je lui ai dit : « *Reste ouverte parce que tu es partout. Donc, tu es aussi à l'endroit où se fait la conférence, reste ouverte à tout le bénéfice de cette conférence.* » On se coupe soi-même de l'énergie de la conférence. En tant qu'**Âme**, je suis partout.

Il y a quelques années, je faisais faire des exercices dans mes ateliers. Les gens, en méditation guidée, expérimentaient :

- Je suis à Québec,
- Je suis ici et maintenant à Paris,
- Je suis ici et maintenant à Moscou,
- Je suis ici et maintenant à Buenos Aires,
- Je suis ici et maintenant partout.
- Je suis ici et maintenant sur la planète Mars.

Il y a des choses que les gens ressentaient. C'est simplement une façon de se brancher sur ce potentiel illimité qui est en moi, sur cette faculté que j'ai à l'intérieur de moi.

Tout un chacun a le même potentiel. Ça dépend comment je l'utilise, comment j'y crois, comment je le mets en pratique. Je peux ne pas y croire, ne pas l'utiliser, ne pas le mettre en pratique, c'est bien aussi, ça fait partie d'une expérience spirituelle, c'est tout. Je n'ai pas à juger et je n'ai pas à me juger. Quand j'apprends à ne pas me juger, j'apprends à ne pas juger les autres. Le message que j'envoie à l'univers, **quand je porte un jugement sur quelque chose**, au niveau du subconscient, est que

je ne comprends pas. Je pense que ce n'est pas correct. Le message est envoyé et par la suite mon subconscient va agir de façon à me montrer ce qui se passe. On va me montrer que c'est une expérience et que ça peut être correct. Je m'attire aussi une expérience à vivre d'une façon ou d'une autre avec ce jugement. Quand je porte un jugement sur quelque chose, je veux me protéger : moi, je ne suis pas comme ça; les autres sont comme ça, mais pas moi.

Mettons ça en pratique. Pensons à toutes les fois qu'on se dit qu'on va manquer ceci, qu'on va manquer cela... Quand je dis « je peux tout », **je fais comme si**, « comme si je peux tout ». Si **je fais comme si** je peux tout, j'ai, en fait, plus de chances de trouver les solutions que si je fais comme si je ne le sais pas. Pour le cerveau, ces « **comme si** » veulent dire « égal ». Si **je fais comme si** je ne peux pas, je ne peux pas. Si **je fais comme si** je peux, je peux. Pendant deux ou trois ans, mon épouse et moi voulions assister à des séminaires spirituels aux États-Unis, mais pour des raisons différentes chaque fois, nous n'avions pas tout l'argent qu'il nous fallait 48 heures avant de partir…

Un jour, un maître spirituel avait dit que **tout est possible**, mais je fais quoi, en pratique? Nous réservions notre chambre avec notre Carte Bleue[47], deux mois à l'avance, sachant bien que si nous n'avions pas l'argent, ça nous coûterait une chambre d'hôtel à Las Vegas, à Sacramento, à Chicago, à Phoenix : tous les endroits où nous avions été.

Mais nous avons fait **comme si** et nous y allions, mais nous ne savions pas comment cela allait s'arranger. Nous n'avions pas l'argent au début, quand nous prenions la décision d'assister à ces séminaires. C'est une histoire différente chaque fois. J'ai emprunté sur mon assurance vie, j'ai trouvé des travaux à la dernière minute, etc.

Il y a eu un été difficile, car cette fois, j'ai demandé à mon père des sous. À cette époque, je lui demandais de l'argent pour payer mon loyer. Et je lui ai demandé de l'argent pour m'en aller à Chicago : c'est passé. Il n'a pas compris, mais c'est passé. **Je fais** « **comme si** ». Cela veut dire « comme si » j'allais avoir l'argent, « comme si » j'allais pouvoir y aller.

Mon épouse voyait que chaque fois, l'un de nous deux devait trouver ce qu'il fallait pour que nous partions. C'est comme si on le sentait : c'est

47 **Carte Bleue** : carte de crédit pour les Nord-Américains.

à toi de trouver l'argent. Ma chérie, il faut que tu trouves l'argent. À un moment donné, elle a vu une main qui signait un chèque comme ça et il y avait du bleu : elle n'a pas compris. Nous nous promenons ensuite et tout à coup, nous voyons, sur l'édifice Banque de Montréal, une grosse affiche lumineuse **qui est en bleu**. Elle dit : « Ça me dit quelque chose. » Elle entre, mais elle n'avait pas de compte bancaire ouvert à cette banque. Elle va voir la personne responsable du crédit pour ouvrir un compte et obtenir un prêt, car nous voulions assister au séminaire. Elle se retrouve devant une personne bien gentille, très compréhensive. Ça faisait seulement cinq mois qu'elle travaillait à l'endroit où elle était. La personne lui a dit que si ça avait fait six mois au moins, elle n'aurait pas eu besoin d'endosseur : « *Je suis bien prête, je vous fais confiance, je vous sens honnête, mais vous avez besoin d'un endosseur.* »

Nous avons demandé à un ami qui a accepté↓♥, mais pour mon épouse, c'était elle qui ouvrait le compte. C'est quand elle a signé le chèque qu'elle s'est rappelé sa vision : la main qui signe, la couleur bleue de l'enseigne de l'institution financière. On a suivi le courant. C'était une histoire comme ça chaque fois, quelquefois plus complexe. C'est ça, suivre sa voix intérieure. Je fais « **comme si** » ça allait fonctionner. Est-ce que ça va arriver dans cinq minutes, dans un an ou dans cinq ans? **Je fais comme si…** Quelquefois, je peux **faire comme si** je vais guérir. Un maître spirituel un jour dit à une personne qui lui demande comment les choses iront pour son mari très malade : « *Ne vous en faites pas, dans deux mois il va très bien aller.* » Quelques mois après, elle se dirige vers le maître et l'engueule : « *Vous m'aviez dit qu'il irait très bien, mais il est décédé!* » Mais c'était bien ça : il allait très bien maintenant…

Alors, quand j'ai des négociations à faire avec des gens, des propositions, des choses à régler avec un partenaire de vie ou avec les enfants, je porte mon attention sur la pensée **comme si** je vais trouver la solution, **comme si** je vais comprendre, **comme si**, est une loi qui est très puissante. Sauf que dans les mondes de matière, d'énergie, de temps et d'espace, le négatif semble plus réel que le positif. Il y a plus de risques que le **comme si** ne marche pas, **comme s'il** allait m'arriver un malheur, et ça raisonne plus fort en moi. C'est à moi de faire l'effort, de développer la détermination, de développer de bonnes habitudes spirituelles.

Comment être à l'écoute de ma voix intérieure? Si ma petite voix intérieure me dit d'aller me jeter en bas d'un pont, c'est bien beau, d'expérimenter, mais je peux me demander quelle est cette voix. Ce ne sera peut-être pas ma voix intérieure... Les schizophrènes entendent des voix, eux aussi. Parfois, ils se retrouvent dans les hôpitaux. Parfois, aussi, ils ont raison d'entendre certaines voix[48]. Ils sont alors connectés à d'autres niveaux de réalité.

Qu'est-ce qui peut perturber cette voix intérieure que j'entends? Mes peurs peuvent perturber grandement cette voix intérieure en moi. Les six peurs fondamentales sont :

- La peur de la mort,
- La peur de la vieillesse,
- La peur de la pauvreté,
- La peur de la critique,
- La peur de perdre l'**amour** de quelqu'un,
- La peur de la maladie.

C'est ça, qui dirige ma vie : mes peurs, c'est souvent ça et pas autre chose. C'est sur ça, en fait, que je dois travailler. Ce n'est pas nécessaire de lire des encyclopédies complètes pour trouver des solutions, **comme si...**

Comment arriver à vivre ça, c'est autre chose. Je peux faire l'exercice mental suivant en faisant un travail sur moi d'une façon ou d'une autre. Chacun d'entre nous peut faire cet exercice-là. Qu'est-ce qui arrive si :

- Je n'ai plus peur de la mort?
- Je n'ai plus peur de la vieillesse?
- Je n'ai plus peur de la pauvreté?
- Je n'ai plus peur de la critique?
- Je n'ai plus peur de perdre l'**amour** de quelqu'un?
- Je n'ai plus peur de la maladie?

48 Parfois, cela arrive à des enfants qui sont « branchés » sur la cinquième dimension et comme personne de leur entourage ne les comprend, y compris les parents, ils sont traités comme des schizophrènes.

Qu'est-ce qui arrive? **Je suis entièrement libre**, je fais ce que je veux, comme je veux, quand je veux et de la façon que je veux. Je ne peux quand même pas arrêter mon travail parce que j'ai besoin d'argent pour vivre. Qu'est-ce que les autres vont dire? Mais lorsque tout cela est à zéro, lorsque je n'ai plus de peurs en moi, j'ai atteint la réalisation de soi. **J'ai atteint la Réalisation de Soi** : le premier pas vers la réalisation de Dieu.

Il ne faut pas s'emmêler : si je veux atteindre la réalisation de Dieu avant la réalisation de soi, je risque de chuter quelque part. Je risque de monter à une échelle sur trois pieds et à un moment, tout risque de tomber. C'est la réalisation de soi d'abord, ensuite la réalisation de Dieu.

C'est pour ça lorsque les gens ici vivent des expériences hors du corps, de mort apparente, ils sont vraiment hors de leur corps. Ils voient des parents décédés, ils reviennent, ils n'ont plus cette peur. Sur six peurs, ils en éliminent une : ça fait des gens plus heureux en général.

Ces gens-là, quand ils vivent bien cette expérience, disent qu'ils ne sont pas suicidaires, mais lorsque le jour sera venu de partir, il sera venu. Je vis au jour le jour, je sais alors très bien ce qui va se passer quand je vais mourir. Je n'ai plus cette inquiétude. J'ai vécu l'expérience.

Aussi, un autre exemple, si je joue à la loterie, et que je gagne quelques millions, je n'aurai plus peur de la pauvreté…

Je peux peut-être avoir peur que mes enfants me demandent plus d'argent, mais je n'ai plus peur de la pauvreté.

Si je peux me libérer de chacune de ces peurs, le message que j'ai de ma voix intérieure est plus clair. En parlant de message de ma voix intérieure, je reviens à l'image dont je parlais au début. Si j'ai une information à l'intérieur de moi et que je ne suis pas certain de cette information, ce que je peux faire, c'est un cercle de **lumière** autour de moi. Je me demande alors si l'information est juste. Si elle est juste, il y a plus de chances qu'elle reste la même. Si l'information vient d'une de mes six peurs, il y a plus de chances qu'elle s'estompe…

Lorsque je me mets dans la **lumière**, je vis davantage de chances d'être branché sur la vérité. Si j'attends d'avoir la certitude à 100%, je ne ferai jamais rien. Je suis certain, mais juste à 95% et c'est bien. Mais si j'attends 100%...

Personnellement, je peux dire que mes perceptions se sont développées : ce que je percevais, il y a plusieurs années, était vrai à seulement 50%. Ça a atteint 60%, 70%, 80% et actuellement, c'est 95% à peu près. Quand je ressens une certaine chose, mais pas toujours, quand je me sens dans un certain état, c'est ça à 95%. Je me fie à ça, il y a 95% de chances que ce soit juste[49]. Ah, je sais bien : il y a 5% d'incertitude. Si j'attends, je ne ferai jamais rien. Je me fie aux chances à 95% et **je fais comme si** je suis bien guidé à 100%. Je mets les chances de mon côté. Ça, c'est une façon de procéder. Toujours imaginer ou faire un cercle de **lumière** autour de soi. Au sujet du cercle de **lumière**, afin d'être guidé intérieurement, quand je suis en relation avec d'autres personnes, j'ai dit que je pouvais faire un cercle de **lumière**. Quand je suis en relation avec une autre personne, ce que je peux faire : je fais ici mes ***Petits Bonshommes Allumettes***[50].

Supposons que je sois en relation amoureuse avec quelqu'un : je vais l'appeler Julie. Je fais un cercle de **lumière** autour de moi en premier. Je me mets toujours en premier. Ensuite, je fais un cercle de **lumière** autour de Julie en deuxième. J'ai à parler à Julie, des choses à clarifier avec elle. Même si ça va bien, ça peut être des choses dont j'ai à parler et je suis un peu craintif ou je me demande quelle va être sa réaction. Je fais un cercle de **lumière** autour de nous deux. Je le fais physiquement[51], pourquoi physiquement?

---

49 Aujourd'hui, dans certains cas, j'ai la certitude à 100%.

50 Voir le livre sur *la Technique des Petits Bonshommes Allumettes!* par Lucie Bernier et Robert Lenghan (Éditions ATMA Internationales).

51 Je le dessine sur papier.

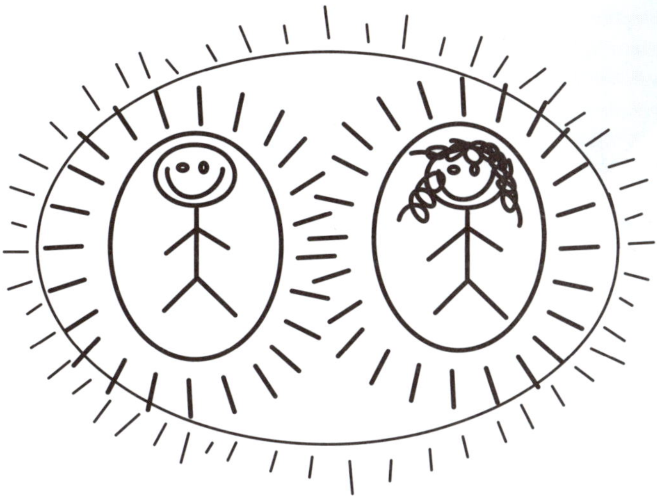

Le subconscient retient jusqu'à 90% ce que j'écris. Je le fais physiquement, pas juste mentalement. Quand j'en aurai fait quelques milliers, ça ne changera pas, je pourrai le faire mentalement, mais pas tout de suite. Pour le moment, je le fais physiquement. Qu'est-ce qui arrive?

Je suis dans la **lumière**, je suis plus branché spirituellement, ou plus en contact avec mon être intérieur. Je vois l'autre personne plus dans la **lumière**, je la vois plus branchée intérieurement et je nous vois tous les deux dans la **lumière**, au sujet de la situation que je veux amener : parler peut-être des vacances, des finances, de nos relations intimes, n'importe quoi. Toute la situation qui nous concerne est dans la **lumière**.

Ça, je peux dire que c'est très efficace, **ça envoie une commande au subconscient**. Ça envoie la commande de me voir dans la **lumière**, de voir l'autre personne dans la **lumière**. Ça envoie aussi la commande de voir la situation dans la **lumière**. Tout ce qu'il y avait d'ombre, de négativité, d'entrave, est diminué, parce qu'il y a plus de **lumière**. Si je mets plus de **lumière**, de toute façon il y a moins d'ombre, c'est tout. Ce qu'il faut retenir, c'est que je n'ai pas à me battre pour enlever les ombres, j'ai seulement à ajouter plus de **lumière**. Mon attention est sur la **lumière** et non pas sur les ombres. Donc, je mets plus de **lumière** dans ma vie.

Voici un autre truc que je peux vous donner, au sujet d'une situation, d'un emploi, par exemple, de mon travail actuel ou d'un travail que je voudrais avoir. Je me vois dans la **lumière**, je vois ce travail dans la **lumière**, je vois toute la situation qui me concerne dans la **lumière**. Cependant, attention! C'est toujours moi en lien avec quelqu'un d'autre et non pas, par exemple, ma fille Louise avec son copain Pierre : je n'ai pas à faire ça. Donc, c'est moi au sujet de ma fille, et ensuite moi au sujet de son copain. Je ne fais pas de dessin sans que j'y sois selon ma relation avec elle, avec lui. Je veux qu'ils soient en harmonie.

Je n'ai pas à commencer à contrôler la vie des gens. Je peux le vivre, en tant qu'expérience, mais cela va me revenir comme un prix à payer[52]. Pour l'instant, j'en ai assez à régler, des situations pour moi-même, sans m'en créer d'autres. Je peux m'inquiéter, me dire que ma fille est avec un gars qui est comme ceci et comme cela. Je fais un cercle de **lumière** autour de moi et autour d'eux, autour de ma fille et de son copain. C'est moi envers eux, par rapport au fait que je me sens perturbé, c'est ça que je veux guérir. Mais je n'ai pas à vouloir changer les autres, ça, c'est extrêmement important. Ça m'amène à voir la situation plus clairement. Plus il y a de calme à l'intérieur de moi, plus je peux entendre cette voix intérieure qui me parle toujours. Elle me parle toujours, mais elle ne hausse pas nécessairement le ton. Que ce soit pour un détail ou que ma vie soit en danger. **L'Âme n'est jamais détruite.** Que je reçoive un coup de marteau sur le doigt ou que je me fasse écrabouiller dans un accident, pour l'**Âme**, ce sont seulement deux expériences. Il n'y a pas une expérience plus grande que l'autre. Par contre, ça peut être différent, de devenir handicapé ou de garder toutes mes capacités : si j'ai le choix, j'aime mieux continuer le bout de chemin qu'il me reste à faire.

Imaginons que j'ai un poste de radio qui joue du rap, l'autre qui joue du heavy métal, un autre qui joue du rock and roll, et un autre, c'est ma voix intérieure. Je ne l'entends pas, mais si je fais taire toutes les autres radios, je m'aperçois que c'est bien audible : je l'entends bien. Faire des cercles de **lumière** aide à calmer le reste.

Dans le livre *ATMA, le pouvoir de l'**Amour***, il y a une technique qui s'appelle **Canal Clair**[53]. Il y a une bulle dans laquelle il est écrit attention,

---

52 Si je fais deux bonshommes allumettes et que je ne suis pas dans le dessin, même si mon intention est bonne, je fais de la magie blanche et j'aurai un prix à payer. Plus d'explications dans le livre *La TECHNIQUE des Petits BONSHOMMES ALLUMETTES!* par Lucie Bernier et Robert Lenghan (Éditions ATMA Internationales).

53 **Canal Clair** : l'un des huit exercices du livre (par Jacques Martel aux Éditions ATMA Internationales).

en caractères gras, sur la couverture du livre : « *La pratique quotidienne de ces exercices pourrait changer votre vie* ». Je mets les gens en garde, c'est important, c'est inscrit sur la page de couverture. **Canal Clair**, qu'est-ce que c'est? C'est être en contact directement avec mon moi supérieur. Tout à l'heure, j'ai parlé des peurs qui pouvaient interférer avec ma perception. Maintenant, je vais en parler d'une autre façon.

Mon intellect, mes pensées, mon ego, mes émotions, mes sentiments peuvent interférer avec l'écoute de ma voix intérieure. Alors, qu'est-ce que je fais? Je visualise que :

- Je prends mes émotions, je les mets dans une valise et je ferme la valise.
- Je prends mon intellect, je le mets dans une valise et je ferme la valise.
- Je prends mon ego, je le mets dans une valise et je ferme la valise.
- Je prends mes pensées, je les mets dans une valise et je ferme la valise.
- Je prends mes sentiments, je les mets dans une valise et je ferme la valise.

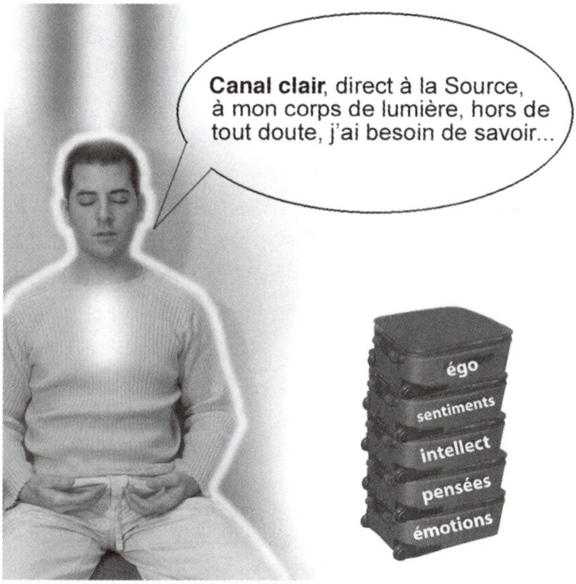
Canal clair, direct à la Source, à mon corps de lumière, hors de tout doute, j'ai besoin de savoir...
égo
sentiments
intellect
pensées
émotions

Et ensuite, je déclare : « *Canal Clair direct à la source, à mon corps de* ***lumière****, j'ai besoin d'avoir de l'information sur...* » et j'énumère les choses pour lesquelles je veux avoir une réponse. C'est tout. Étant donné que mon intellect, mes émotions, mes pensées, mon ego, mes sentiments ne peuvent plus interférer, alors... **je suis branché**[54]. Ça fonctionne bien. Quand j'ai une demande à faire, quand toutes les valises sont faites, « *Canal Clair direct à la source, à mon corps de* ***lumière****, j'ai besoin que telle situation*[55] *se clarifie* ». Je peux ajouter aussi : « *J'ai un urgent besoin que cette situation se clarifie au meilleur de mon évolution. Merci c'est fait.* » Le message est envoyé directement à mon moi supérieur. Ça peut être une information que je veux aller chercher, ça peut être une commande que je veux faire clairement. Non pas pour contrôler quelqu'un d'autre. Je veux simplement que la situation s'harmonise ou je veux trouver la solution. Je veux que la solution se manifeste d'urgence.

Il peut arriver une chose à laquelle je ne m'attendais pas, que je n'avais pas prévue, mais elle peut se manifester si je le demande correctement. Dans le livre ***ATMA, le pouvoir de l'Amour***, je montre[56] comment faire circuler la boule de **lumière** en soi : avec toutes les photos, c'est très bien expliqué. On montre aussi comment équilibrer mes centres d'énergie moi-même. Il est question dans ce livre d'un mantra[57] spirituel, le chant du **HU** : se prononce YIOU-OU-OU lorsque je le chante.

HU, c'est le nom de Dieu, le nom secret de Dieu. Alléluia, ça vient de Allah **HU**, Allah qui est un le nom de Dieu et **HU**, et c'est devenu Alléluia. **HU**man, en anglais, l'être humain, homme relié à Dieu. C'est Dieu qui se manifeste dans l'homme, HUman, et ainsi de suite.

Pour faire l'exercice, je porte mon attention sur mon troisième œil[58], comme si j'avais une pièce de dix centimes collée à la racine du nez entre les sourcils et que je regardais avec intérêt et non pas en forçant. Je regarde de façon intéressée, **comme si** j'essayais de lire ce qui est écrit sur la pièce de dix centimes, même si j'ai les yeux fermés. Je le

54 À mon Moi Supérieur.

55 Nommer la situation.

56 Une vidéo de cette technique qui s'intitule **Technique : Boule Lumière** est disponible sur YouTube, au www.atma.ca et au www.jacquesmartel.com.

57 **Mantra** : c'est une formule condensée, formée d'une seule syllabe ou d'une série de syllabes, répétée sans cesse avec un certain rythme, dans un exercice de méditation ou à des fins religieuses.

58 **Troisième œil** : centre d'énergie situé à la racine du nez entre les sourcils.

fais simplement trois fois. **HU... HU... HU**. Imaginez deux ou trois mille personnes qui font ce mantra ensemble. Moi, je l'ai entendu plusieurs fois, c'est extraordinaire. Je suis alors transporté comme sur une vague cosmique, je suis en contact avec les univers, c'est tout à fait extraordinaire. Je peux faire cet exercice du chant du **HU** pendant 15 à 20 minutes.

Si je n'ai pas d'expérience, je peux voir une **lumière**, elle ressemble à un bleu gaz naturel. Il se peut que je voie une étoile, habituellement elle est à six pointes. Je peux voir une étoile à sept pointes, c'est pour ça que mes livres, mes produits ont une étoile à sept pointes. C'est la nouvelle **conscience** qui va se manifester : elle va être à sept pointes. Il se peut aussi que je voie une étoile plus facilement. Je suis alors en contact avec l'énergie divine, j'appelle cela le maître, je l'appelle cela comme je le veux. Attention : quand je suis perturbé, fâché, je ne fais pas le chant du **HU**[59]. C'est un chant de protection ainsi qu'un chant d'ouverture. On dit que c'est le son qui a les vibrations les plus élevées que l'on puisse prononcer avec la voix humaine. Je ne suis pas en compétition avec ceux qui affirment que le son le plus élevé rappelant Dieu, c'est l'OM ou AUM : ils disent ce qu'ils veulent, c'est vrai aussi. Simplement vous expliquer que l'OM fait AUM... et le **HU**..., ça ne travaille pas de la même façon, c'est simplement ça. Vous savez, lors du concile Vatican II[60], on a changé le latin pour le français : chez nous, au Québec, les prières finissaient par « Ainsi soit-il ». Mais l'« Amen » est revenu, A... MEN le chakra du cœur♥, le centre d'énergie du cœur♥ : lorsque je fais le « A » et, du troisième œil, lorsque je fais le « MEN », A... MEN, ça ouvre le cœur♥, ça ouvre les pensées, ça ouvre l'intellect au niveau spirituel. Il semble que le chant grégorien[61] résonnait beaucoup plus au niveau des centres d'énergie. Il ouvrait davantage la **conscience** que les chants que nous avons aujourd'hui.

Plusieurs personnes pendant la conférence ont pu ressentir plus de chaleur au niveau du cœur♥, au niveau du chakra couronne[62] ou encore

---

59 Je risquerais alors d'amplifier l'état négatif dans lequel je suis.

60 **Concile Vatican II** : le **IIe concile œcuménique du Vatican**, plus couramment appelé concile Vatican II, est le XXIe concile œcuménique de l'Église catholique. Il est ouvert le 11 octobre 1962 par le pape Jean XXIII et se termine le 8 décembre 1965 sous le pontificat de Paul VI.

61 **Grégorien** : relatif au pape Grégoire 1er. Le chant grégorien est ancien. Ou plutôt il n'est pas ancien, il est hors d'âge. Mais d'où vient ce chant grégorien? Sans doute a-t-il commencé à vibrer au temps des persécutions, dans les catacombes de Rome. Et puis, il a grandi dans le sein de l'Église avant de sortir au grand jour.

62 **Chakra couronne** : centre d'énergie qui se trouve au-dessus de la tête.

des courants d'énergie de chaleur qui circulaient dans leur corps. Cela symbolise des changements dans la **conscience** et parfois des guérisons.

Qu'est-ce que je pourrais vous dire en plus de tout ça? Le chant du **HU**, je le ferais 15 minutes par jour, sans me poser de questions, et ma vie changerait. C'est tout. C'est comme magnétiser, me magnétiser avec l'énergie Divine. Peut-être que pendant les premiers jours, je ne verrai pas la différence, mais avec le temps ça ne peut pas faire autrement. C'est comme lorsque je vais faire de la musculation – vous savez que ce n'est pas mon cas –, je ne vois pas la différence les premiers jours, mais avec le temps, il va y en avoir une.

Je vous suggère d'arrêter après un certain temps avec le chant du **HU** s'il n'y a pas d'expérience consciente, pourquoi? C'est comme aller au soleil quand il y a beaucoup de vent. Le soleil est fort, il vente beaucoup, je ne sens pas la chaleur sur ma peau et je reste dehors quatre heures. Après, je ressemble à un homard, je suis tout rouge. Je comprends : je ne sens pas la chaleur sur ma peau parce qu'il vente. C'est la même chose quand je fais le chant du **HU** : je peux ne rien ressentir, ça ne veut pas dire qu'il ne se passe rien. C'est à cela qu'il faut faire attention. C'est comme un soleil spirituel énergétique qui m'éclaire. C'est comme si j'apporte de la **lumière** dans mon champ magnétique. Je peux ne pas sentir la différence, mais ça ne veut pas dire qu'il n'y en a pas. Je me contente de 15 à 20 minutes par jour au début. Dans le téléchargement gratuit du chant du **HU**[63], le premier morceau est le chant du **HU**, c'est le mantra uniquement, et le deuxième morceau est le mantra avec de la musique. C'est ce que ma thérapeute met lorsque j'ai un traitement énergétique et ça va très bien. Elle utilise aussi l'un ou l'autre des CD de méditations guidées[64] : c'est une façon de se recentrer, de faire un nettoyage, de s'équilibrer énergétiquement pour que ma voix intérieure soit plus claire. **Il n'arrive jamais plus que ce que je peux vivre selon mon évolution.**

Merci beaucoup et bonne fin de Salon, au revoir!

---

63 **Téléchargement gratuit du chant du HU** : https://soundcloud.com/jacques-martel-atma.

64 **CD de méditations guidées** : *ATMA, Guide de relaxation et d'harmonisation et ATMA, le corps de Cristal, le corps de Lumière* disponibles sur iTunes.

Maladie et guérison : est-il plus important de comprendre ou de guérir?

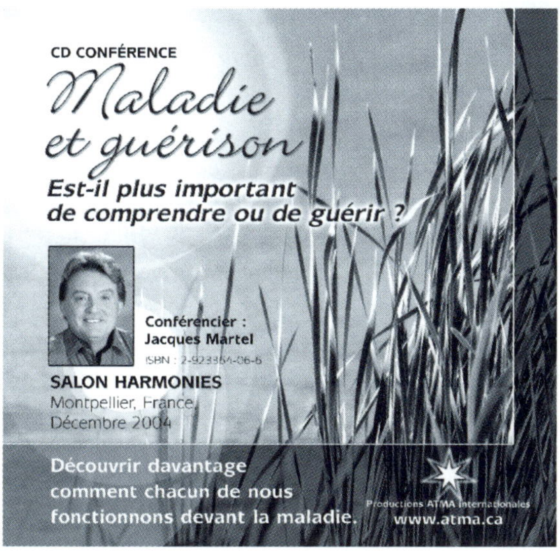

PRÉSENTATION :

Il arrive que je me retrouve avec une maladie dont je veux guérir. Que faut-il que je sache pour retrouver la santé? Mes connaissances et mon attitude sont des plus importantes dans ce cas et le message d'**amour** véhiculé par cette expérience est primordial. Je vais découvrir davantage comment chacun de nous fonctionne dans l'univers psychoémotionnel et spirituel comme être humain en quête de réalisation.

Cette conférence est un complément idéal au livre ***Le grand dictionnaire des malaises et des maladies***. En effet, cette conférence m'apporte la théorie qui, en grande partie, a amené l'auteur dans sa réflexion et ses recherches à produire le Dictionnaire aujourd'hui considéré par plusieurs personnes, thérapeutes, etc., comme une référence dans le domaine de l'approche métaphysique des malaises et des maladies, et s'intégrant dans une démarche holistique.

Salon Harmonies à Montpellier en France, décembre 2004

Maladie et guérison :
est-il plus important de comprendre ou de guérir?

Bonjour et bienvenue à cette conférence. **Est-il plus important de comprendre ou de guérir?** En prenant ce titre, il était clair pour moi que j'avais l'idée que ceux qui viendraient à la conférence seraient un peu curieux. Il semblerait qu'avec ce titre, on ait à choisir entre comprendre et guérir, et que c'est voulu. La plupart d'entre vous me voient donner une conférence pour la première fois, c'est bien. Mon nom est Jacques Martel, je suis né à Montréal et j'habite la ville de Québec. Je suis Québécois. Si vous dites que je suis Canadien, vous allez vous faire reprendre. Je suis d'abord et avant tout Québécois. J'ai écrit le livre ***Le grand dictionnaire des malaises et des maladies***. Il est sorti au Québec le 1er avril 1998 et est disponible en France depuis l'automne 1998. Dans quelques semaines au Québec, sortira le livre ***ATMA, le pouvoir de l'Amour***. Je ne sais pas quand il sera disponible ici en France.[65] Vous pourrez aller sur le site Internet, au www.atma.ca, vous trouverez des informations sur mes activités en Europe, au Québec, à propos de nouvelles choses que je vais sortir. La raison pour laquelle j'ai choisi ce titre de conférence, c'est que nous, dans le milieu occidental, nous sommes arrivés à réaliser de grandes choses, en matière d'organisation. Notre mental a pu inventer toutes sortes de structures, y compris des structures matérielles. Plusieurs types de matériel, y compris le matériel médical, les scanners, du matériel très sophistiqué. Ça a permis et ça permet encore aujourd'hui de grandes choses.

---

65 ***ATMA, le pouvoir de l'Amour (Jacques Martel, Éditions ATMA Internationales)*** est paru en 2005 et la deuxième édition est parue en 2013.

La question que je peux me poser est : avec toute cette approche, tout ce savoir même scientifique, médical, qu'est-ce qui fait que parfois je ne réussis pas à guérir, alors qu'il y a des gens qui peuvent se rendre à Lourdes ou à d'autres endroits et qui ont des guérisons instantanées? Je ne mets aucunement de côté quelque approche thérapeutique que ce soit, y compris celle médicale qui peut aider à soulager, à prolonger la vie. Ce n'est pas mon intention de mettre ça de côté.

Cependant, ce n'est pas le sujet de mon discours, puisque je ne suis pas médecin. Je ne m'engagerai pas sur ce terrain, dans lequel personnellement, je n'ai pas étudié. Je vais m'engager sur un terrain que je connais davantage, qui à mon sens est complémentaire. Ce qui est important, c'est d'aller chercher la complémentarité.

Si je veux absolument comprendre,
ce n'est pas une compréhension
au niveau de l'intellect
qu'il faut chercher,
c'est davantage une compréhension
au niveau du cœur♥.

Dans tous les exemplaires que j'ai dédicacés du ***Grand dictionnaire des malaises et des maladies***, souvent je mets une dédicace différente pour chaque personne. La dernière phrase est toujours la même, depuis plus de six ans : « **L'amour est le vrai guérisseur** ». Maintenant, c'est bien beau en parole, mais en action, je fais quoi? Ça, c'est une autre paire de manches. Tout le monde veut la paix dans le monde, l'harmonie, la richesse. Tout le monde veut que tous les êtres vivants puissent manger à leur faim, raisonnablement, tout le monde veut ça.

Qu'est-ce qui arrive encore? Quelque part dans notre société, sur notre planète, je me retrouve encore dans des situations comme il y a des centaines d'années où l'on s'entre tuait. Il y a encore des guerres de pouvoir, ainsi de suite. C'est le propre de l'être humain, de répéter des situations qu'il a déjà vécues.

Ça fait partie de ce que j'appelle notre karma ou la prise de **conscience** que nous avons à faire, pour devenir davantage conscients de qui nous sommes. Qui nous sommes en tant qu'**Âmes**, car je n'ai pas une **Âme**, je suis **Âme**. Je suis **Âme** avec des corps physique, mental, émotionnel et spirituel.

Toutes les expériences de vie ont pour but de me faire prendre conscience de qui je suis.

Je peux le nier, ça n'empêche pas que c'est comme ça. Il y a quelques centaines d'années, si je disais que la Terre tournait autour du Soleil, je pouvais être excommunié[66].

Ça allait à l'encontre de la chrétienté, ça allait à l'encontre de ce qui était soi-disant dit dans les Écritures. N'empêche que la réalité, c'était que la Terre tournait autour du Soleil. Il en est de même pour les lois de la biologie. Je peux nier que cela fonctionne comme ça, n'empêche que ça fonctionne ainsi. La connaissance des lois, au sens général du terme, incluant les lois de la biologie, me permet d'avoir les connaissances pour éventuellement apporter des changements dans ma **conscience**.

---

66 **Galilée** (en italien : **Galileo Galilei**) est né à Pise le 15 février 1564 et meurt à Arcetri, près de Florence, le 8 janvier 1642. Il est connu en tant que mathématicien, géomètre, physicien et astronome italien du XVIIe siècle. Il a été condamné le 22 juin 1633 par l'Église pour hérésie parce qu'il avait affirmé que la Terre tournait autour du Soleil, alors que la croyance populaire disait l'inverse et que les Saintes Écritures mentionnaient que l'homme était « au centre de l'Univers » (source : Wikipédia).

En apportant des changements dans ma conscience, ça apporte des changements dans mon corps physique.

Ce que je vis dans mon corps physique provient d'abord et avant tout de ce que je vis dans ma **conscience**. Même mon corps physique n'est qu'une projection mentale qui s'est matérialisée sur le plan physique. Si je n'avais pas existé à un autre niveau, je n'aurais pas pu exister physiquement.

Ici, c'est le résultat, la conséquence.

Le physique est toujours la conséquence.

Tant mieux si j'ai des résultats en travaillant uniquement sur le physique. Je dis tant mieux. Parfois, je n'ai pas les résultats et je me demande pourquoi. C'est là que je cherche à comprendre. Comprendre n'est pas nécessairement un défaut, sauf que si je veux absolument comprendre, pensant que le fait de comprendre va me guérir, je peux tomber dans un piège. Je pense à ce moment-là que la solution est de comprendre. **La vraie solution est d'abord d'être ouvert.** Ouvert à ce que, appelons ça l'énergie de guérison, l'**amour**, l'énergie divine, peu importe le nom que je lui donne, à ce que ça puisse s'opérer en moi dans ma **conscience** pour me guider vers cette guérison. Quand je dis, dans le titre de la conférence, **est-il plus important de comprendre ou de guérir?**, c'est que dans notre contexte occidental, je cherche à tout comprendre. Tant mieux si j'ai réussi à comprendre bien des choses, y compris les lois de la physique. Si aujourd'hui nous avons de l'éclairage, c'est parce qu'il y a de l'électricité, que je connais le fonctionnement des lois électriques, du transport électrique, qu'un filament peut chauffer, émettre de la **lumière**. Tant mieux, ça m'aide beaucoup.

J'arrive à un point où le fait d'expliquer n'est pas suffisant. Si je peux allier les deux, tant mieux. Souvent, je cherche tellement à comprendre, je cherche à me sécuriser, c'est comme si depuis le début de mon éducation j'avais enregistré le fait que lorsque je comprends, je peux davantage contrôler ma vie. Ça peut être ça, fondamentalement, à l'intérieur de moi qui me fait peur. **La peur que j'ai de perdre le contrôle. Perdre le contrôle de ma vie.** Je fonctionnerai bien comme je le voudrai dans une certaine mesure; pour ma part, il me reste du chemin à faire. Je pratique depuis plus de 25 ans justement dans la mesure du possible la « perte de ce contrôle ». Sauf que mon mental n'aime pas ça, perdre le contrôle : ça ne va pas avec lui.

Je fais un pacte avec le mental : « ***Merci*** *pour tout ce que tu as fait pour moi jusqu'à maintenant. Laisse passer, il y a quelqu'un ou quelque chose qui prend soin de moi, qui maîtrise parfaitement la situation. C'est juste à un autre niveau plus élevé que toi.* ***Merci*** *de me permettre de laisser aller, que ce contrôle puisse passer même à travers toi et que tu le laisses fonctionner,* ***merci*** *de m'avoir aidé jusqu'à maintenant.* »

Le contrôle, à ce moment-là,
si je veux parler de contrôle,
vient de cette énergie divine ou
appelons ça le subconscient,
appelons ça l'intuition,
la voix de la conscience, qu'importe.
Cette voix est ici
pour m'aider dans ma vie.

Pour m'aider à atteindre qui je suis et à devenir davantage conscient de qui je suis, s'il y a quelque chose à comprendre en ce qui concerne la maladie, je résume ici. C'est lorsque je vis un « surstress » psychologique : mon cerveau change le « surstress » psychologique en un stress biologique sous forme de maladie. Qu'est-ce qui cause le « surstress »?

C'est souvent que les conflits à la base sont interprétés comme un manque d'amour.

Je dis bien une interprétation, je ne dis pas qu'ils sont un manque d'**amour**. Une interprétation d'un manque d'**amour** qui m'amène à avoir un conflit. Et le conflit devient un « surstress » au niveau de mon cerveau.

Avant tout, il faut bien comprendre que mon cerveau est un ordinateur de cinquième génération. Et il y a quelques milliers d'années, le cerveau a trouvé le moyen de se libérer de cet état de « surstress ». En transformant ce « surstress » psychologique en un stress biologique, sous forme de maladie, mon cerveau est ainsi libéré de 99% du stress, et fonctionne donc mieux, dans une optique de survie de l'espèce.

Pour le fonctionnement du corps humain, c'était une formule gagnante pour des milliers d'années. J'avais le choix entre mourir tout de suite, parce que je vivais un « surstress », ou bien me retrouver avec une maladie et mourir beaucoup plus tard, mais dans un contexte de survie de l'espèce, il me reste du temps pour procréer. Avoir des petits pour assurer la pérennité de l'espèce, c'est seulement ça qui compte. C'est pour ça que même si je ne comprends pas ce qui m'arrive lorsque j'ai une maladie, la première chose que je devrais faire, c'est de dire **Merci**. **Merci**, parce que mon cerveau a pris la meilleure décision qu'il avait à prendre dans un contexte de la survie de l'espèce y compris de moi-même. Il y a quelques milliers d'années, lorsque mon cerveau vivait un « surstress » psychologique, j'étais en danger de mort. Si j'étais quelqu'un qui allait à la chasse et qui devait faire une bonne chasse pour nourrir la famille, et que je vivais un « surstress », je risquais de ne pas être suffisamment attentif pour faire une bonne chasse. Et ainsi de revenir bredouille à la maison pour nourrir ma famille. Si je ne fais pas une bonne chasse, moi et ma famille, nous sommes en danger de mort. Si je vis un « surstress » psychologique, je risque de ne pas être suffisamment attentif aux prédateurs qui pourraient sauter sur moi. Donc, ma vie est en danger.

Si je vis un « surstress » psychologique, je risque de ne pas être capable de prendre le dessus éventuellement, de pouvoir me reposer, d'avoir les forces dont j'ai besoin pour aller faire la chasse, donc je risque d'être moins efficace, d'être menacé par les prédateurs encore une fois. Le cerveau a enregistré que je vis un « surstress » psychologique, je suis en danger de mort. Non seulement moi, mais aussi ceux qui m'entourent.

Je résume : ce n'est pas nécessaire de tout comprendre dans les détails. Le cerveau change le « surstress » psychologique en un stress biologique sous forme de maladie. C'est à ça que je dis **merci** et je ne suis pas masochiste[67], mais à un moment donné, que je veuille comprendre, c'est bien. **Cependant, il faut chercher à comprendre avec détachement et non pas comprendre à tout prix.** Il y a deux ans et demi, lorsque j'ai glissé sur des marches où il y avait de la glace, je suis tombé et j'ai entendu crac[68]! La première chose que j'ai dite, c'est **Merci**. Je dois vous avouer que je ne savais pas à quoi je disais **Merci.** C'est un principe, donc je le mets en pratique.

Dans mon prochain livre qui va sortir au Québec et qui s'intitule ***ATMA, le pouvoir de l'Amour***, la technique du **Merci** va être expliquée et dans les témoignages, vous allez lire ce que ça apporte dans la vie des gens quand ils disent **Merci**. Avec les accidents, les maladies, qu'est-ce que ça apporte de plus, de dire **Merci**? Quand j'utilise des choses comme ça, des exercices comme celui-là, je ne fonctionne pas avec mon intellect, je fonctionne avec le langage du cœur♥, dans l'ouverture.

Je pourrais dire **Merci** à n'importe quelle situation qui me préoccupe, n'importe laquelle, j'ai un rendez-vous qui est pressant, je risque de perdre

---

67 **Masochiste** : celui ou celle qui recherche le plaisir dans la douleur, qu'elle soit psychologique ou physique.

68 Je me suis retrouvé avec de multiples fractures de la jambe et après, avec une tige de métal de 13 centimètres et 9 vis.

un emploi qui m'est offert extrêmement important. Je dois m'arrêter à chaque feu rouge : à chaque feu rouge je devrais dire **Merci**, même si je ne comprends pas pourquoi. Est-ce que je vois que je commence à fonctionner autrement qu'avec la logique? Pourquoi c'est important de s'habituer à fonctionner comme ça? C'est parce que justement souvent, à la base, les conflits qui ont été créés l'ont été à partir de la logique, ce qui est en lien avec une interprétation d'un manque d'**amour**. Le conflit a commencé au niveau du cœur♥ et moi, je veux le régler au niveau de la tête. Je veux trouver les solutions au niveau de la tête, je peux me dire que ça risque d'être très long. Tant mieux si ça fonctionne, tant mieux, mais je dis qu'il y a des façons plus efficaces éventuellement. Ce qui arrive, c'est que je n'ai pas été habitué à penser comme ça.

Alors, c'est important de m'ouvrir et quand je dis comprendre, c'est comprendre au niveau du cœur♥.

Quand la compréhension
est au niveau du cœur♥,
j'ai une compréhension aussi
au niveau du mental,
mais en second lieu.
En premier lieu,
c'est au niveau du cœur♥.

Après la compréhension au niveau du cœur♥, c'est comme un courant d'énergie qui monte à partir de l'interprétation au niveau du cœur♥ et qui se rend jusqu'à ma tête. À partir des connaissances que j'ai, à partir du vocabulaire auquel je suis habitué, il y a comme une réponse qui va m'être donnée. Si j'avais eu au point de départ cette réponse mentale, ça n'aurait pas apporté la guérison au niveau de mon cœur♥. Il faut qu'elle vienne au niveau du cœur♥ et en conséquence, dans ma tête. C'est dans ce sens-là que le livre ***Le grand dictionnaire des malaises et des maladies*** a été fait.

Lorsqu'il y a compréhension, il y a une partie intellectuelle, mais une compréhension aussi au niveau du cœur♥. Je dirais aussi une acceptation↓♥. Accepter↓♥ ici, ça ne veut pas dire que je suis d'accord. Accepter↓♥ veut dire que **j'ai quelque chose à comprendre et comprendre veut dire au niveau du cœur♥**. **J'accepte↓♥ que j'aie une prise de conscience à faire au niveau du cœur♥, au niveau de l'amour**, dans ce qui m'est arrivé ou dans ce que je vis. C'est ça que ça veut dire, accepter↓♥. C'est la raison pour laquelle dans ***Le grand dictionnaire des malaises et des maladies***, chaque fois qu'il y a le mot accepter↓♥, il y a une flèche qui descend et il y a un cœur♥ pour dire j'accepte↓♥. Pour m'aider à accepter↓♥ au niveau du cœur♥ et pas ici dans ma tête. Si je fais une acceptation↓♥ au niveau du mental, c'est déjà bien. En ce qui touche le conflit, étant donné qu'il a commencé au niveau du cœur♥, il faut que l'acceptation↓♥ se rende aussi au niveau du cœur♥ pour qu'il y ait réellement un changement.

Je dirais d'abord que dans tout ça, il s'agit d'être prêt à accepter↓♥ que la compréhension au niveau du cœur♥ peut être différente de celle que j'ai au niveau intellectuel. C'est le rôle d'un thérapeute habituellement, soit lors d'une consultation ou en atelier, de percevoir la piste à suivre, pour être à même d'arriver aux conflits qui étaient à l'origine de ce que la personne a vécu. Ce qu'il faut savoir aussi, c'est que quand je suis dans mon conflit, je suis, dans ce que l'on appelle en décodage biologique, pour ceux qui ont suivi des ateliers ou autre, en **MMS**, en **mini-maxi-schizophrénie**. Cela veut dire quoi?

Mini, parce que ça concerne un aspect de ma vie.

Maxi, parce que je considère que c'est important.

Schizophrénie, parce que je suis en dehors de la réalité.

Quand je suis dans mon conflit, je suis en dehors de la réalité. Le seul fait d'essayer de comprendre logiquement ce qui m'arrive est parfois insensé. Je ne suis plus dans la réalité. Avec la logique, et avec le fait d'être en dehors de la réalité, je risque de tourner en rond durant des années. Ce n'est plus ça. Ça demande toute une capacité d'introspection ou une capacité d'attention, d'être capable d'aller puiser à l'intérieur de moi, pour savoir ce qui se passe, sans être dans ce conflit émotionnel, ce qui m'amène à être en dehors de la réalité. C'est cependant possible de le faire pour soi-même.

C'est pour ça que quelquefois, des gens peuvent nous aider, pourquoi? Eux ne sont pas dans ce conflit. Ils sont plus dans la réalité que nous ne pouvons l'être avec le conflit qui nous concerne. D'un point de vue extérieur, ils ont plus de chances de voir les choses plus clairement dans ce qui se passe dans ma vie. Souvent, ça n'a pas besoin d'être un thérapeute, ça peut être quelqu'un qui me connaît bien, un ami. Ils peuvent être plus à même de m'aider parce qu'ils sont en dehors de la situation, ils voient des choses. Alors que moi – quand je dis moi, c'est chacun d'entre nous –, dans la situation, je suis teinté de cette émotivité. J'essaie de me justifier, même inconsciemment, ou de me trouver des raisons, même inconsciemment, c'est important.

Ça veut dire que je joue un jeu vis-à-vis de moi, sans m'en rendre compte. Je me dis sincère : « *Vous ne viendrez pas me contredire quand je sais que je suis sincère.* » J'ai des ficelles qui tirent sur moi inconsciemment, comme une marionnette, qui faussent ma réalité. C'est pour ça que ça peut être long, de trouver une vrai réponse. À tel point qu'il peut y avoir des gens qui sont très bons pour trouver des solutions à certains conflits et pour d'autres personnes, ça peut entraîner des guérisons. Mais ils ne sont pas capables de se guérir. Pourtant, ils le savent, ils comprennent le mécanisme, ils savent ce qu'il en est, mais le conflit ne guérit pas. Je veux mentionner un cas ici, parce que c'est plus évident extérieurement, d'une personne qui donne des ateliers sur les conflits. Il se trouve que cette personne a du vitiligo[69], la peau toute tachée de blanc. Cette personne a aidé plusieurs autres personnes à guérir du vitiligo, mais elle se retrouve toujours avec son vitiligo. Ce n'est pas un reproche, elle peut le garder pour le restant de ses jours, ça la regarde.

C'est juste pour expliquer le mécanisme. Je peux aider quelqu'un parce que je connais le conflit, l'aider à le résoudre et apporter la guérison. Pour moi, je n'y arrive pas. Si je suis dans mon conflit, je risque de trouver 56 000 bonnes raisons qui font que si quelqu'un me dit telle ou telle chose, je me dis non, ce n'est pas ça.

Un jour, toujours au sujet de cette personne, un maître dans le décodage biologique, il y a quelques années, je lui ai dit ce que je ressentais en ce qui concerne le vitiligo qu'elle avait. Elle m'a dit : « *Non, non, tu n'as pas raison. Tu n'as pas raison, ça ne se peut pas.* » Et à un

---

69 **Vitiligo** : se manifeste par des **plaques blanches** qui correspondent à des zones de peau où les cellules qui fabriquent la **mélanine** (le principal pigment de la peau) ont disparu.

moment donné, j'ai insisté et encore. La personne avait quand même une ouverture d'esprit. Quelques minutes plus tard, après que j'aie répété encore ce que je ressentais, elle m'a dit : « *Ça se peut, regarde : ce qui était blanc commence à devenir un peu rose. La circulation se refait. Il peut y avoir une piste de ce côté.* » Alors vous voyez, si la personne décide que ce n'est pas ça le conflit, j'aurai beau frapper à la porte, ça n'ouvrira pas.

Cependant, ça m'amène à dire – écoutez, ça va faire curieux, ce que je vais dire :- même si j'ai une maladie, pourquoi je chercherais à la guérir, pourquoi c'est si important? Peut-être que ce serait bien de ne pas la guérir aussi. Qu'est-ce qui me dit qu'il faut absolument que je guérisse? Qui a décidé que ce n'était pas bien, d'être malade? C'est peut-être ça que j'ai à vivre. C'est peut-être de ça que j'ai à prendre **conscience**.

Un jour, une personne me parlait de je ne sais plus quel grand maître en Inde, une femme qui, lorsqu'elle avait une maladie, la laissait faire, elle ne cherchait en aucune façon à guérir. Elle disait que quand ce serait le temps, la maladie partirait. Elle accueillait cette maladie comme faisant partie de l'expérience qu'elle avait à vivre. Moi, ça me fout la trouille un peu. Dans le Dictionnaire que j'ai écrit, les conflits viennent de ci et de ça : c'est une approche un peu différente.

« *Non, non, je suis malade, je suis malade. Quand ça partira, ça partira. Il y a du vrai là-dedans.* » Pour moi, ce qui ressort de ça est un point extrêmement important. Ça ne veut pas dire qu'il faut absolument faire comme ça. Je dis que cette personne met en application **la loi de la non-résistance**.

La loi de la non-résistance est l'une des lois les plus puissantes de l'univers.

Nous en avons un bel exemple avec Gandhi[70]. Ce petit homme habillé d'un drap blanc a réussi avec **la loi de la non-résistance** à faire évacuer son pays des gens de l'Empire britannique. Il a libéré son pays, ça a fait son chemin. C'est **la loi de la non-résistance** qu'il a mise en application. En mettant en application **la loi de la non-résistance**, il y a plus de chances que je reste dans l'ouverture. **Tout est dans l'attitude :** au lieu de partir du principe que je suis malade, qu'il y a quelque chose qui ne va pas, c'est là que je commence à être piégé tout de suite. Je décide qu'il y a quelque chose qui ne va pas, alors que le cerveau a pris la meilleure décision qu'il pouvait prendre pour moi, dans une optique de survie de l'espèce et pour moi-même.

Je m'en vais dire que la décision qui a été prise par mon ordinateur de la cinquième génération, mon cerveau, est mauvaise? Nous en sommes actuellement aux ordinateurs de deuxième ou troisième génération. Mon ordinateur super performant (mon cerveau) a pris la meilleure décision. Je commence à dire que ce n'est pas une bonne décision? C'est là que je me fourvoie. C'est là que je dois me dire que c'était la meilleure décision qui pouvait être prise. Pourquoi? Ça, c'est une autre question. Qu'est-ce que j'ai à apprendre de cette situation? C'est pour ça que le livre ***Le grand dictionnaire des malaises et des maladies*** a été fait : pour me donner des pistes d'investigation. Imaginez : si je suis une femme et que je me retrouve avec un cancer du sein, ce n'est sûrement pas parce que je me suis engueulée avec mon voisin. Il y a une autre raison. Si je développe un cancer du sein, est-ce que c'est semblable à quelqu'un qui va développer une maladie du foie, des intestins et ainsi de suite?

J'ai mis en **lumière** qu'il y avait des choses évidentes, pour certaines maladies ou parties du corps en lien avec l'expérience que je vis. Après avoir dit **Merci**, il y a plus de chances que je prenne **conscience** de ce qui m'arrive et du pourquoi. Guérir et pourquoi? Ça me donne quoi de guérir?

---

70 **Mohandas Karamchand Gandhi** est né à Porbandar (Gujarat) le 2 octobre 1869. Il est assassiné à Delhi le 30 janvier 1948. En plus d'être un homme politique, il eut un rôle de guide spirituel de l'Inde et du mouvement indépendantiste pour son pays. L'Inde comme le monde le nomment le **Mahatma Gandhi** (du sanskrit mahatma signifiant « grande **Âme** ») ou encore **Gandhi, Gandhiji, Bapu** (« père » dans plusieurs langues indiennes), mais il refusa toujours le titre « Mahatma » (source : Wikipédia).

Je souffre. Oui, mais à part ça? J'ai envie de dire : même si je souffre, je peux avoir l'attitude de ne pas chercher à guérir. Socialement, je vais dire que je veux guérir, ce n'est pas bien de dire que je ne veux pas guérir. Je veux guérir, je vais voir mon médecin, je prends des médicaments, j'ai des opérations chirurgicales.

J'ai fait tout ce qu'il fallait pour guérir, sauf changer ma conscience!

Ça, je l'oublie. Pourquoi parfois je ne voudrais pas changer ça? Parce qu'une partie de moi que j'appelle cette étincelle divine ou la **conscience**, sait que lorsque je guérirai, lorsque je serai dans cet état où je serai libéré de la maladie, je vais me retrouver avec plus d'**amour**, plus de sagesse et plus de liberté. C'est merveilleux, mais je vais me retrouver aussi avec plus de responsabilités envers moi-même et envers les autres. Il se peut qu'inconsciemment je dise non à ça, je ne suis pas désireux d'être encore plus responsable de ma vie et de ceux qui m'entourent. Quelquefois inconsciemment, c'est à ça que je dis non.

Si je ne veux pas être plus responsable, ça veut dire que pour ne pas arriver à ce stade, je ne dois pas guérir[71]*.*

Je comprendrai que j'aurai beau faire des pieds et des mains pour y arriver, ça ne marchera pas, car j'ai créé comme condition,

71 Le livre sur ***Le Pouvoir de l'ENGAGEMENT*** (Jacques Martel, Éditions ATMA Internationales) peut aider à une meilleure compréhension du sujet.

inconsciemment peut-être, que je ne veux pas guérir. Je ne veux pas être responsable, pardon! Je vais faire tout ce qu'il faut pour que ça n'arrive pas.

Même si consciemment, je vais faire tout ce qu'il faut pour guérir.

Le message inconscient est plus fort que le message conscient, c'est lui qui va l'emporter.

Parfois, juste en consultant ***Le grand dictionnaire des malaises et des maladies***, je suis capable d'identifier facilement des situations, même pour d'autres, sans porter de jugement. Ça me permet de comprendre ce que l'autre vit. Je montrerais ça à certains qui diraient non, qu'ils ne se retrouvent pas dans ce qui est écrit, parce qu'ils ne veulent pas changer. Ça amènerait des changements d'attitude, de comportements, des changements de pensées. Ça amènerait à vivre autrement. Mon mental est habitué à quelque chose, il s'est trouvé 50 000 bonnes raisons pour fonctionner de la sorte. Il ne tient pas à changer, lui. Ça fait des années qu'il fonctionne comme ça. Ça peut être bouleversant de dire à quelqu'un de faire ça et ça. Il y a des chances que la personne dise non, parce qu'au bout il y a la responsabilité, les responsabilités.

Je vais vous donner un exemple : au Québec récemment, quelqu'un a été accusé de pédophilie. C'est une personne très publique, qui depuis des années, vingt ans et plus, fait connaître des artistes québécois, même internationaux. Il a été accusé et à la fin de son procès, il a été déclaré coupable. Bien des gens ont été surpris : « *On n'aurait jamais pensé ça de cette personne* ». Il a envoyé une lettre à sa famille en disant : « *Je ne me pardonnerai jamais…* » C'est à partir de ce mot que je me suis dit que c'était impossible, **ça peut toujours se changer**. Je sais que je peux changer des choses. Une nuit, je lui ai écrit une lettre, il était deux heures et demie, j'ai fini ma lettre à six heures le matin : c'était pour lui expliquer tout le principe de la responsabilité[72], la pédophilie, ce qui arrive avec tout ça.

J'expliquais pourquoi maintenant, dans une conférence, j'en parle de moins en moins parce que quand je finis mes conférences, dans mon corps physique, c'est parfois très difficile[73]. Toujours est-il que si je vous dis ça, c'est que le 3e paragraphe avant la fin de ma lettre disait qu'il s'était avoué coupable, qu'il avait fait du tort, etc. Et je disais dans ce paragraphe qu'il était possible que tout ce que j'avais dit auparavant le bouleverse. Ça le déculpabilisait, ça expliquait des choses. Je veux juste mentionner ici que je ne cautionne pas les actes de pédophilie qui ont pu être commis. Si je lui ai écrit cette lettre, c'était pour un mieux-être pour lui et une meilleure compréhension pour tous. J'ai dit que ça se pouvait que ça le bouleverse, parce que parfois le mental a décidé : je suis coupable, j'ai fait du tort, je dois payer. Quelque part, **c'est classé**, je peux me sentir comme un salaud ou n'importe quoi, mais **c'est classé**, je resterai un salaud toute ma vie.

Moi, avec tout ce que je disais dans les huit pages qui précédaient, ça remettait tout ça en question. C'est pour ça que je lui ai dit que ça se pouvait qu'il soit bouleversé. Ce qui était classé dans sa tête, peut-être que ça ne l'était plus maintenant. Ça remet en question et ça permet de voir tout ce qui a pu se passer avec un autre point de vue. Ça, c'est dérangeant. Le mental, lui, tout ce qu'il peut classer, c'est avec plaisir, c'est classé.

J'ai envie de dire qu'au niveau spirituel, il n'y a jamais rien de classé.

---

72 **Responsabilité** : cela fait référence au fait que chacun d'entre nous est responsable à 100% de ce qu'il vit. Plus d'explications sont données dans le livre ***La technique d'INTÉGRATION par le cœur♥*** (Jacques Martel, Éditions ATMA Internationales).

73 Je me retrouvais parfois presque plié en deux au sortir d'une conférence, après avoir parlé de ce sujet parce que dans l'assistance, plusieurs personnes réagissaient à mes propos. Cela m'affectait quand on associait **la responsabilité avec la culpabilité** et qu'on pouvait penser que je leur disais : « *Donc, c'est ma faute ce que j'ai vécu!* »

Ça, c'est embêtant parfois. Des fois, nous avons une indication nette et précise : une demi-heure après, c'est changé. Ce qu'on savait une demi-heure avant, c'était OK, et maintenant ça a changé. J'ai envie de dire que je suis comme un poisson dans l'eau, **il faut suivre le courant**. C'est rare qu'une rivière aille en ligne droite jusqu'à un fleuve et l'océan comme ça. Il y a plusieurs détours. Chose certaine, toutes les gouttes d'eau s'en vont vers l'océan, même si elles ne connaissent pas le chemin. Elles n'ont qu'à suivre le courant. La même chose pour moi : je n'ai qu'à suivre le courant intérieur pour atteindre la Réalisation de Soi et de Dieu. Même si je ne sais pas où je vais, comme la goutte d'eau dans le ruisseau, elle n'a pas nécessairement la **conscience**. Elle suit le courant qui va la porter vers l'océan. Ce que j'appellerais, dans le langage poétique, **l'Océan d'Amour et de Miséricorde**. C'est une autre façon de parler de Dieu, **l'Océan d'Amour et de Miséricorde**. Si chaque expérience de vie, en matière de santé, m'amenait à dire **Merci**, à m'ouvrir davantage et que je le voyais comme ça au point de départ, ce serait plus enrichissant. C'est un message que je reçois quand mon corps physique en arrive là.

Il faut faire très attention à une chose : ne pas se sentir coupable de ce qui arrive.

Je suis responsable à 100%, mais non coupable.

En pensant que je suis coupable, je me trouve à nier une partie de l'expérience, pour laquelle j'ai cherché davantage d'informations, d'intégration ou d'ouverture ou même de compréhension. Quand je dis que je suis coupable, je viens de dire qu'il y a quelque chose que je fais qui n'est pas correct. **Au niveau de l'Âme, il n'y a rien d'incorrect.** Il y a du discernement à avoir, quelqu'un peut tuer une autre personne, je ne dis pas que j'approuve, mais au niveau de l'**Âme** je suis obligé de dire qu'il n'y a rien d'incorrect. D'accord, on va le mettre en prison. Il peut être électrocuté. Même ça, c'est correct dans ce sens, entendons-nous bien, dans ce sens **que tout est expérience pour une prise de conscience**. C'est dans ce sens-là que tout est correct. Je ne vous dis pas que si l'on fait des génocides, qu'on torture les gens, je ne vous dis pas que je suis d'accord avec tout ça, avec toute la pollution, mais **tout est expérience pour des prises de conscience**. Quand la planète va suffisamment être étouffée, quand la température va changer, quand on n'arrivera plus à contrôler les virus, quand la terre va s'être trop acidifiée, peut-être que le monde va se réveiller et dans ce sens-là, c'est correct. Je ne vous dis pas que personnellement, je suis pour la pollution. On se comprend. Si les gens veulent vivre ça comme ça, c'est correct. La connaissance peut m'apporter davantage ou me faire percevoir davantage de moyens pour aller rechercher le vrai pouvoir que j'ai en moi. En tant qu'**Âme** je peux tout, je sais tout et je suis partout.

C'est correct, je n'y pense pas toujours. Il faut que je fasse attention quand je porte un jugement sur quelque chose. S'il y a quelqu'un devant moi en voiture, qui n'a pas mis son clignotant et que je dis : « *C'est quoi, le con, c'est une option, les clignotants sur sa voiture?* », un ou deux coins de rue plus loin, je vais tourner et je vais oublier mon clignotant. C'est ça qu'on appelle le retour. Moi, est-ce que j'ai fait exprès, suis-je un meilleur conducteur pour autant? Peut-être que la personne avant moi, c'était la même chose : elle a pu l'oublier.

Quand je porte un jugement, qu'est-ce qui se passe?

Je dis à mon mental qu'il y a quelque chose que je ne comprends pas puisque tout est correct. J'envoie le message, je ne comprends pas. Et le message est interprété par mon subconscient : « *Si tu ne comprends pas, on va te le faire vivre.* » Attention aux jugements que je porte.

Quand je pointe un doigt
vers quelqu'un,
il y en a trois qui sont pointés
dans ma direction.

C'est drôle, mais c'est ce qui se passe : **plus je deviens conscient, plus le retour est rapide. Dans le positif aussi, pas juste dans le négatif.** Je dis **Merci** : si je fais une réflexion sur quelqu'un qui ne met pas son clignotant et que moi, ça m'arrive un mois après, je ne ferai pas le lien. Quand ça m'arrive une minute après, c'est plus facile pour moi de faire le lien.

Si je mange des cacahuètes et si je gonfle dans les minutes qui suivent, parce que j'ai une allergie, je peux me demander : qu'est-ce que je viens de manger? Et je vais le savoir tout de suite. Si j'ai une réaction un mois après, c'est difficile de trouver ce qui a causé cette réaction. Quand ça revient vite comme ça, disons **Merci**, c'est un mode de fonctionnement. Ce n'est même pas pour me punir, c'est comme ça, ça revient. C'est pour ça que s'il y a quelqu'un devant moi et que je trouve cela pénible, je dis **Merci**. C'est mieux de dire **Merci**, comme ça je m'attire un **Merci** d'une certaine façon. Ça ne veut pas dire que je ne dois pas agir, mais c'est mieux que je dise M**erci**. **Ça diminue le stress :** une autre voiture fonce sur moi et je dis **Merci**[74]. Plus tôt, quand j'ai dit que la maladie provenait d'un conflit et d'un « surstress » psychologique qui se change en stress biologique sous forme de maladie, la raison pour laquelle je dis **Merci** aussi, c'est pour diminuer le stress, même si ce n'est pas logique, je dis **Merci**.

Même si j'ai cent fois raison de me fâcher, c'est mon corps qui vit un stress. C'est mon corps qui se fâche. Je nie alors pourquoi je vis cette expérience, je nie alors pourquoi cela m'arrive. Je nie alors que je suis responsable à 100% de ce qui m'arrive. Oui, mais moi, j'attendais devant mon feu rouge, l'autre fonce sur moi. Je dois dire **Merci???** Quand je commence à fonctionner comme ça, il y a des choses merveilleuses qui se mettent à fonctionner dans ma vie. Il y a de petits miracles qui commencent à se mettre en action. Je fonctionne avec ce qui n'est pas rationnel, donc je fais entrer l'irrationnel dans ma vie, dans le bon sens du terme. **Je diminue mon propre stress.** Ainsi, ma relation avec les gens et les événements fait que je génère plus d'harmonie, plus de calme que ce qui aurait été autrement. J'ai des chances d'avoir de meilleures réponses avec les gens, dans les situations, surtout en France, quand vous avez des gens qui travaillent pour l'État, n'est-ce pas? Il semblerait

---

74 Cela m'est déjà arrivé personnellement et c'est ce que j'ai fait, dire **Merci** intérieurement. L'autre conducteur ne comprenait pas comment il se faisait que je sois aussi calme quant à ce qui venait de se passer, alors qu'il avait eu tort.

qu'ici, les choses administratives sont très longues à faire avancer. Si j'ai une bonne attitude, pourquoi pas? Moi, je fais l'effort : quand des choses me dérangent, le service dans un restaurant ne me convient pas, je fais un sourire et je dis **Merci**. Autrement, ce serait naturel pour moi d'envoyer promener une personne. J'ai à apprendre ça.

Une chose que j'ai à vous dire en ce qui concerne ***Guérison et Maladie***, c'est de ne pas chercher à comprendre. Quand une maladie se retrouve dans ***Le grand dictionnaire des malaises et des maladies***, sachons que beaucoup ont ce livre depuis des années et n'ont pas lu les premières pages où j'explique **la technique de la guérison par prononciation monosyllabique et séquentielle**, communément appelée **la Technique monosyllabique**. Elle consiste à lire la maladie syllabe par syllabe en prenant une seconde par syllabe. Ça se lit lentement comme ceci : syl-la-be-par-syl-la-be. Aussi lentement que ça, en fait au moins une seconde par syllabe. Si je n'en suis pas certain, je lis plus lentement encore. Qu'est-ce qui se passe quand je lis comme cela? **Je pense au niveau du cœur♥.**

Les gens disent : oui, mais je ne comprends pas trop. Je n'ai pas besoin de comprendre quand je vois arthrite, je dis ar-thri-te. De toute façon, mon cerveau a lu arthrite, ce n'est pas juste au niveau des oreilles. Quand je lis syllabe par syllabe, ça a une résonance au niveau du cœur♥; plus tôt j'ai dit que souvent, les conflits proviennent de l'interprétation d'un manque d'**amour**. Un manque d'**amour**, c'est au niveau du centre d'énergie du cœur♥. Ça a une résonance ici au niveau du cœur♥. Il y a des émotions qui peuvent monter. Je les laisse monter. Qu'est-ce qui va faire que je vais être tenté de lire le texte plus vite? C'est en raison du fait que je commence à le ressentir et que je sais que les émotions arrivent et je ne veux pas les vivre. **Alors, je vais vouloir aller un peu plus vite pour passer par-dessus l'émotion.** C'est bien aussi, tout est expérience! **Je peux ne pas vouloir guérir et c'est une expérience!** Je peux prendre les moyens pour ne rien changer dans ma vie et c'est correct, **c'est une expérience**.

Je peux prendre les moyens pour changer aussi. Si c'est une maladie que j'ai et qui se retrouve dans ***Le grand dictionnaire des malaises et des maladies***, je lis le texte syllabe par syllabe. Si c'est par exemple l'*anémie*, je vais au mot *anémie* et je lis tout ce qui concerne aussi *sang en général, maux de sang*, qui sont deux autres textes, et *anémie*. **Il faut que je lise les trois textes**, syllabe par syllabe et en prenant une seconde par syllabe. Si c'est une maladie qui n'est pas dans le Dictionnaire, j'écris sur une feuille de papier la maladie, ce qu'elle est, ce qu'elle m'empêche de faire, les douleurs que ça m'apporte, les médicaments qu'il faut que je prenne, comme si je le disais à un ami. « *Je vais te dire ce que j'ai, ça fait ça et encore ça. Ça m'empêche de faire ceci, j'ai de la douleur quand je mange telle chose. Ça m'empêche de dormir* », j'y mets le paquet. Puis je lis ce texte syllabe par syllabe en prenant une seconde par syllabe.

L'information a une résonance au niveau du cœur♥. Une compréhension se fait à ce moment-là au niveau du cœur♥. Je peux le faire pour les malaises et les maladies, mais aussi pour n'importe quelle situation dans la vie. Dans mon prochain livre[75], deux des huit exercices qui vont être expliqués permettent de travailler avec la **lumière** pour équilibrer les centres d'énergie moi-même. Ça aide en matière de guérison. Il s'agit de faire passer la **lumière** blanche, tout ce qui est négatif au niveau du cœur♥. Le cœur♥, c'est l'alchimie, c'est à ce niveau que ça se passe. Tout ce qui est négatif se change en positif, c'est transmuté au niveau du cœur♥. Plus je passe du négatif à travers mon cœur♥, plus les résultats positifs sont importants. Plus la charge émotive négative est importante, plus la charge positive va être importante aussi. Souvent, dans la dualité, ce que j'appelle les mondes de matière, d'énergie, de temps et d'espace, souvent pour mes sens le négatif m'apparaît comme plus réel. L'avantage est de me brancher sur cet aspect négatif qui m'apparaît plus réel et de le faire passer à travers mon cœur♥.

C'est décrit avec des photos dans le livre, la **lumière**, comment la faire passer à travers mon cœur♥. Bien des choses sont possibles comme ça. Je vais vous en raconter une : il y a deux jours, ce n'est pas nécessairement négatif, mais c'est la technique. J'ai vu un ami à Paris, il m'a dit : « *Je serai en retard, je n'arrive pas à faire démarrer ma moto.* » Il a vendu sa voiture et la nouvelle, il l'attendait la semaine d'après. *Je n'arrive pas à faire démarrer ma moto.* Enfin, il réussit à la démarrer. Je le vois et le soir, il veut repartir avec sa moto qui est encore à plat et là où j'étais, il y avait une petite pente descendante. Il a réussi à la faire démarrer.

Le soir, il a pratiqué la **Technique de la boule de lumière**, faire passer le négatif à l'intérieur de lui, y compris sa batterie. Quand il y a quelque chose qui ne va pas, il faut l'harmoniser. Il a senti des choses

---

75 Ici, en 2004, on parle du livre à paraître en 2005 ***ATMA, le pouvoir de l'Amour*** *(Jacques Martel, Éditions ATMA Internationales)*

particulières. Ce qui se vit dans sa batterie, si elle est à plat, c'est qu'il se passe quelque chose dans sa vie. Vous avez compris ça. Il se passe quelque chose dans sa vie : quoi? Ça reste à déterminer, mais ce n'est pas nécessaire de savoir quoi. Il fait passer sa batterie à l'intérieur de lui, il voit toutes sortes de choses dans son corps. Quand il est allé faire démarré sa moto, suite à l'exercice, elle a démarré. Il m'a dit : « *Ce ne sont pas les quelques kilomètres que j'ai faits hier avec ma moto qui étaient suffisants pour la recharger.* »

Restons ouverts, sachant que ce n'est pas toujours la compréhension au niveau de la tête qui fait que nous allons obtenir la guérison.

Quand je parle de guérison, cette année j'ai donné moins d'ateliers. En fait, pendant deux ans, j'ai averti les gens que je ne travaillais pas nécessairement pour les guérisons physiques, mais pour les guérisons spirituelles : dans les ateliers, c'est cela qui se passe. Après, si la personne guérit physiquement, tant mieux, mais il faut chercher à guérir intérieurement, sinon je vais d'une maladie à l'autre. C'est tout mon être qui doit être conscient de ça.

Merci de votre attention et à la prochaine. Au revoir!

Conclusion

Je reviens sur ce qui a été mentionné dans ce livre ***Les 5 ÉTAPES pour Parvenir à la GUÉRISON*** qui sont :

La connaissance,

L'ouverture,

Le lâcher-prise,

L'acceptation↓♥,

L'action.

En tant que lecteur, ce livre m'a permis de faire un bout de chemin concernant les quatre premiers aspects de ces étapes. Il me reste maintenant **à passer à l'action** afin d'avoir les résultats les plus probants. Être dans l'action peut signifier garder cette détermination à continuer à rester dans l'ouverture, continuer d'augmenter les connaissances dont j'ai besoin pour mieux être dans l'acceptation↓♥ dans la vie. Être dans l'action peut signifier aussi être dans l'ouverture pour m'engager dans des voies non traditionnelles sans pour autant rejeter tout ce que le côté médical a de bon à m'apporter. Cela veut dire d'appliquer dans ma vie la notion de responsabilité à 100 % afin que je puisse aller chercher tout mon pouvoir de guérison.

Pendant des années, j'ai personnellement expérimenté différentes approches afin d'aller vers un mieux-être psychologique, émotionnel et physique. Souvent, comme Occidental, je suis porté à chercher une « formule toute faite » qui m'aiderait à guérir de tous mes maux. Je suis surpris de constater qu'il existe, dans la littérature, des livres qui affirment que 80 % ou 90 % des personnes ont été guéries d'un cancer en suivant telle ou telle méthode et que l'on n'applique pas plus que cela ces méthodes dans le monde moderne.

Pour m'aider à passer à l'action, plusieurs de mes livres contiennent des exercices que je peux pratiquer et qui ont fait leurs preuves. Combien de centaines de milliers de personnes ont pu se procurer le livre ***Le grand dictionnaire des malaises et des maladies*** sans vérifier au début du livre et prendre connaissance de *la Technique Monosyllabique*, qui est une technique de guérison avec laquelle plusieurs personnes ont eu des résultats des plus intéressants?

Le Dr David Servan-Schreiber a été très connu avec son ouvrage à succès *Guérir* publié à plusieurs centaines de milliers d'exemplaires. Il affirmait lui-même en conférence que son livre portait **sur 95% des recherches existantes** et que le mérite qu'il avait, était en fait d'avoir pris le temps de regrouper toutes ces informations. Je dois dire ici qu'il est évident qu'il existe des guerres de pouvoir entre certains partisans de telle ou telle approche. Bien sûr, il y a une grande panoplie de différences entre une maladie pour laquelle j'identifie clairement la situation physique et contre laquelle je peux appliquer un traitement médical, et à l'opposé des guérisons dites miraculeuses qui relèvent d'un tout autre ordre d'idées.

Je me souviens encore, alors que j'avais 15 ans, que je suis allé voir pour la première fois un radiesthésiste, un praticien qui utilise un pendule, qui pouvait connaître les affections que je pouvais avoir et par la suite, toujours à l'aide de son pendule, connaître quelles plantes étaient les plus susceptibles de m'aider. Un tout autre univers s'ouvrait à moi, sachant toute la connaissance qui pouvait être accessible de cette façon. Maintenant, je sais que des procédés utilisent ce même processus en utilisant des principes quantiques avec des programmes considérés comme **les programmes de diagnostics les plus complets au monde**. Le but que je poursuis ici est tout simplement qu'il existe autre chose qui est disponible et que c'est en mettant en action les étapes pour parvenir à la guérison que je pourrai atteindre le but recherché.

Cependant, ma conviction est la suivante : que je guérisse ou que je quitte ce monde, moi, en tant qu'**Âme**, j'existe toujours pour l'éternité. Je dois simplement me dire :

« Qu'est-ce que je veux dans la vie et qu'est-ce que je suis prêt à faire pour cela? »,

en termes de **connaissance** à aller chercher, d'**ouverture** à manifester, de **lâcher-prise** à expérimenter, d'acceptation↓♥ à intégrer, sachant que je ne peux rien changer que je n'ai pas accepté↓♥, et ensuite passer à l'action.

Au-delà de tout cela : **l'amour est le vrai guérisseur**.

C'est ce que je nous souhaite. Merci!

Les Éditions ATMA internationales

SANTÉ ET BIEN-ÊTRE
LIVRES DE JACQUES MARTEL

La Technique d'Intégration par le Coeur© [1, 2]

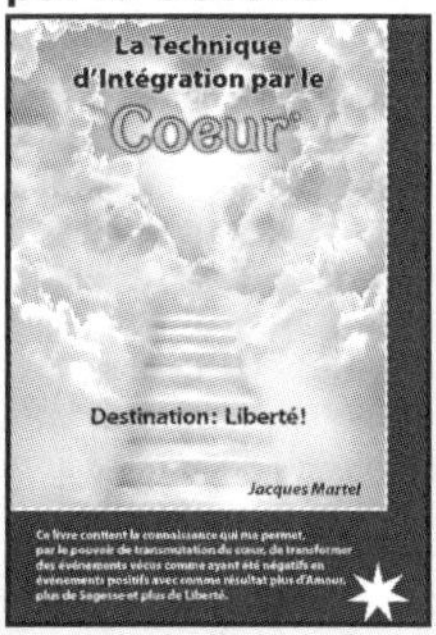

ISBN : 978-2-923364-67-4
NOMBRE DE PAGES : 172

Ce livre dévoile pour la première fois une technique puissante et efficace de prise de conscience et de transformation positive de nos schémas négatifs et nous présente « **l'outil concret** » pour obtenir des résultats immédiats!

LE POUVOIR DU REIKI
ÉNERGIE DE VIE, ÉNERGIE DE GUÉRISON [1, 2]

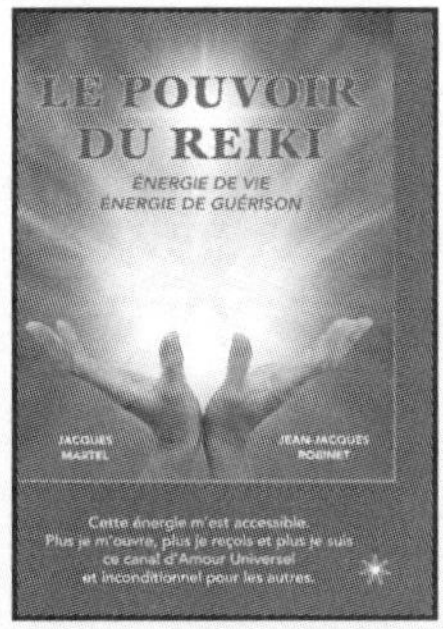

ISBN : 978-2-923364-60-5
NOMBRE DE PAGES : 168

Une approche simple et accessible à tous pour tous ceux qui s'intéressent à l'énergie et à la guérison.

Ce livre contient une entrevue exclusive des auteurs faite en channeling avec Mikao Usui.

Co-auteur: Jean-Jacques Robinet

Le POUVOIR des MOTS... qui me libèrent! [1, 2]

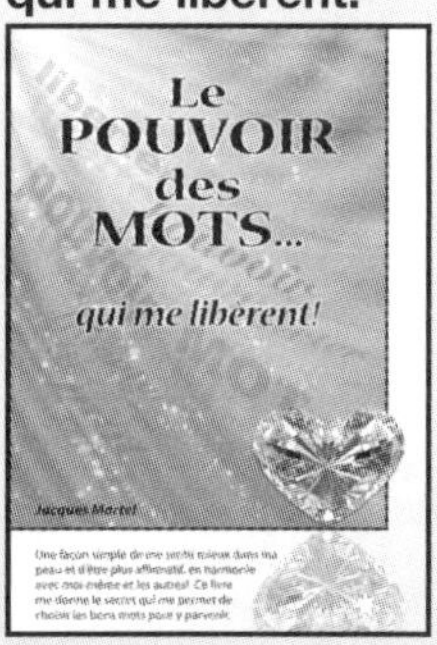

ISBN : 978-2-923364-34-8
NOMBRE DE PAGES : 122

Ce livre me révèle quels sont les mots à utiliser et à éviter afin d'améliorer mes relations personnelles et professionnelles. Un livre tout indiqué pour les thérapeutes, formateurs et conférenciers.

ATMA, le pouvoir de l'Amour
Comment retrouver le potentiel de vie en soi [1, 2]

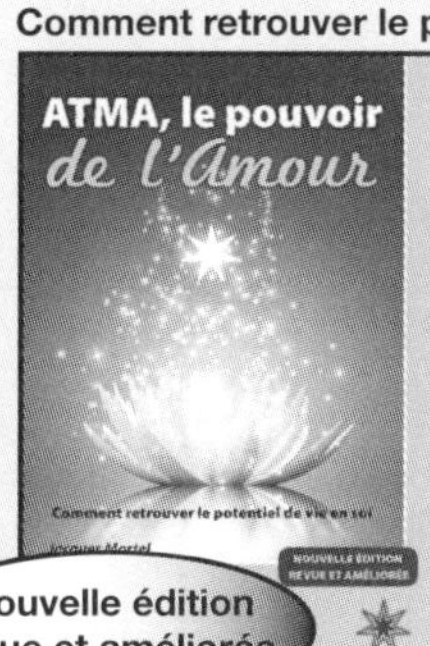

ISBN : 978-2-923364-58-2
NOMBRE DE PAGES : 173

Livre d'exercices pratiques pour favoriser l'ouverture de conscience, le bien-être et la paix intérieure.
Attention : La pratique régulière des exercices contenus dans ce livre pourrait changer votre vie

Lien de téléchargement pour la musique du mantra : **HU, la chant de l'Univers** à l'intérieur.

Le Pouvoir de l'ENGAGEMENT... ou comment agir en GAGNANT ! [1, 2]

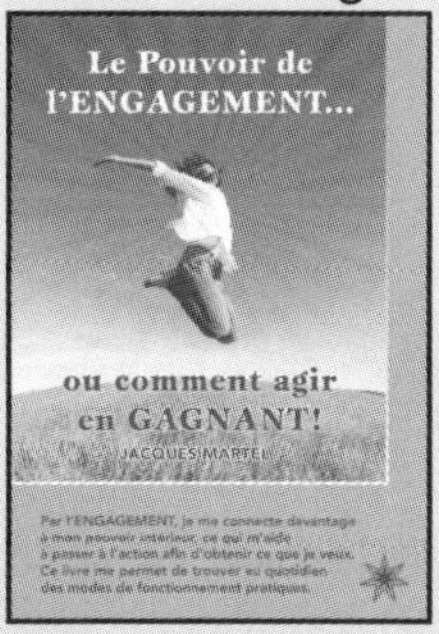

ISBN : 978-2-923364-61-2
NOMBRE DE PAGES : 150

J'apprends, par l'engagement, à me connecter davantage à mon pouvoir intérieur, ce qui m'aide à passer à l'action afin d'obtenir ce que je veux! Plusieurs exercices pratiques sont inclus dans cet ouvrage.

RETOUR vers la Source [1, 2]

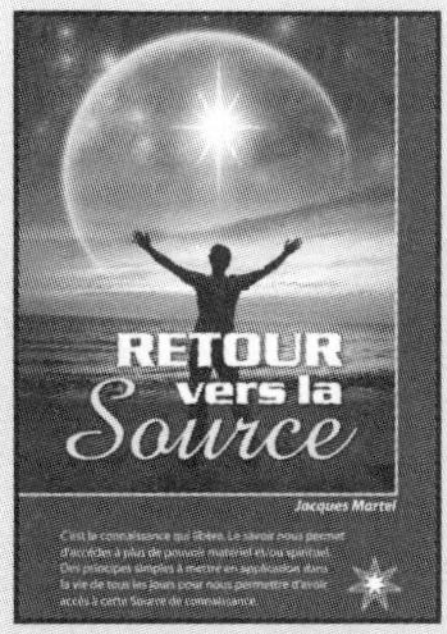

ISBN : 978-2-923364-34-6
NOMBRE DE PAGES : 128

C'est la connaissance qui libère. Le savoir nous permet d'accéder à plus de pouvoir matériel et/ou spirituel. Des principes simples à mettre en application dans la vie de tous les jours pour nous permettre d'avoir accès à cette Source de connaissance.

C.P. 8818, Succursale Sainte-Foy, Québec (Québec) Canada, G1V 4N4
Téléphone : 418 990-0808

Disponibles à partir des librairies francophones du Canada et distribués par les Messageries ADP

1 Distribué en France et Belgique par DG Diffusion
2 Distribué en Suisse par Transat S.A.

www.atma.ca
info@atma.ca

Conférences et entrevues de Jacques Martel

Disponibles sur YouTube

www.jacquesmartel.com
www.atma.ca
www.dailymotion.com
www.vimeo.com

– Capsules santé- mieux-être

– Retrouver l'enfant en soi

– Le cerveau en rapport avec la maladie

– La maladie, un message d'amour à comprendre

– ATMA, le pouvoir de l'Amour

– Les parents et les maladies de leurs enfants

– Est-il plus important de comprendre ou de guérir?

– Au sujet des allergies…

– Les maladies génétiques

– Dépression et épuisement professionnel

– Comment bien vivre sa sexualité

– Alcoolisme vu par Jacques Martel

– Jacques Martel au Salon Santé Mieux d'Agen, France

– Entrevue sur Le grand dictionnaire des malaises et des maladies

– Annie Bélanger & M. Jacques Martel

– Jacques Martel et Lucie Bernier

– RTL-TVI- Face à face

Ce livre a été imprimé aux Imprimeries Marquis (Québec) Canada
En juin 2016